AF461790

HYGIÈNE

DES COLLÉGES

ET DES

MAISONS D'ÉDUCATION.

HYGIÈNE
DES COLLÉGES

ET DES

MAISONS D'ÉDUCATION;

PAR CH. PAVET DE COURTEILLE,

Docteur en Médecine et Agrégé en exercice de la Faculté de Paris, Médecin du Collége royal de St.-Louis, Médecin titulaire du 4e dispensaire de la Société Philanthropique et du Bureau de Charité du onzième Arrondissement, Membre de l'Athénée de Médecine de Paris.

Οὐκοῦν ὅτι μὲν σώματα καὶ ψυχὰς τήν γε ὀρθὴν πάντως δεῖ τροφὴν φαίνεσθαι δυναμένην ὡς κάλλιστα καὶ ἄριστα ἐξεργάζεσθαι, τοῦτο μὲν ὀρθῶς εἴρηταί που;

La bonne éducation n'est-elle pas celle qui peut donner à l'âme et au corps toute la force, toute la beauté, toute la perfection dont ils sont capables? *Lois de Platon, liv. VII.*

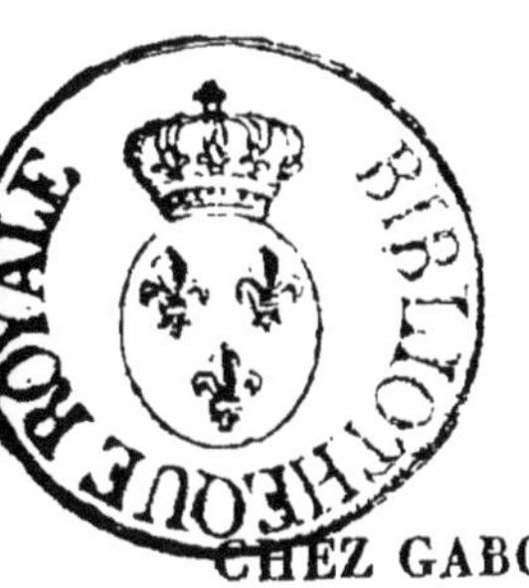

A PARIS,

CHEZ GABON ET COMPAGNIE, LIBRAIRES,

RUE DE L'ÉCOLE-DE-MÉDECINE;

A MONTPELLIER, CHEZ LES MÊMES LIBRAIRES;

ET A BRUXELLES, AU DÉPÔT GÉNÉRAL DE LA LIBRAIRIE MÉDICALE FRANÇAISE.

Marché aux Poulets, n°. 1213, au coin de la rue des Fripiers.

1827.

MEMORIÆ

DILECTISSIMI NECNON ET DOCTISSIMI

JOANNIS NATALIS *HALLÉ*,

MIHI

DISCIPULO

NUSQUAM IMMEMORI

FLEBILIORIS.

PAVET DE COURTEILLE.

INTRODUCTION.

La confiance dont je fus honoré lorsque, sur la présentation de mon maître, le célèbre professeur *Hallé*, je fus nommé médecin du collége royal de Saint-Louis, ci-devant d'Harcourt, m'engagea à diriger toute mon attention et toutes mes recherches sur tout ce qui pouvait intéresser le régime sanitaire des maisons consacrées à l'éducation publique, et les soins dus à l'éducation physique et à la santé des enfans élevés en commun dans les pensionnats.

Je fus vivement encouragé dans mon

projet de travail par le premier proviseur de ce collége, *M. l'abbé Thibault*, aujourd'hui inspecteur de l'Académie de Paris, lorsqu'il m'annonça, dans ma lettre de nomination, *que nous devions concourir l'un et l'autre, de tous nos moyens, chacun en ce qui nous concernait, à la prospérité de cet établissement.* Je dois dire ici que j'ai toujours vu cet honorable chef prêt à s'entendre franchement avec ses collaborateurs; je n'ai eu qu'à me louer de son zèle éclairé, et de la sagesse de son expérience pendant tout le temps que j'ai eu le bonheur de remplir mes fonctions sous ses auspices. Je l'ai toujours vu pleinement convaincu de cette vérité, que l'on devait soigner très-attentivement la santé et l'éducation physique *dans l'intérêt de l'éducation morale,* comme l'ont enseigné le savant *Fleury* et le sage *Rollin*, qui savaient, je crois, diriger l'éducation de la jeunesse autant que qui que ce soit au monde.

J'avais fait part de mon projet de travail à M. *Hallé* : il l'avait approuvé; il m'avait encouragé, en me disant qu'on n'avait encore publié aucun ouvrage spécial sur cette partie qui intéresse à-la-fois l'hygiène publique et l'hygiène privée. Il devait être mon guide et mon appui ; pouvais-je en trouver un meilleur? Hélas! quinze jours après, la science et ses amis avaient une perte irréparable à déplorer. Je suis resté trop attristé pour n'être pas long-temps découragé; néanmoins je suis revenu à mon sujet, où j'ai trouvé plus de consolations que dans tout autre, parce qu'il me fournissait plus d'occasions de me souvenir de mon maître et de me rappeler ses doctes leçons et ses sages conseils. Heureux si l'on trouve que j'ai su les mettre à profit !

J'ai cherché à travailler le plus possible d'après nature, et à bien observer avant d'écrire. J'ai dû consulter les ouvrages de *Loke* et des docteurs *Ballexserd* et *Friedlander*; bien qu'ils ne traitent que de l'éducation privée, ils renferment des préceptes trop sages pour que je n'aie pas cherché à les reproduire ici; j'ai cru devoir combattre les opinions du célèbre auteur anglais sur des règles d'hygiène et de régime sanitaire qui ne m'ont pas paru applicables à des enfans élevés en commun, ni convenables à notre climat, à cause de ses nombreuses variations et du défaut d'aptitude à les supporter, provenant de l'éducation première. C'est dans l'ouvrage du savant *Fleury* sur le choix et la méthode des études, et sur-tout dans l'admirable Traité des Études, de *Rollin*, que j'ai trouvé les meilleurs préceptes. Si ces deux auteurs avaient été médecins et qu'ils eussent traité mon sujet, ils n'auraient sans doute rien laissé à désirer: tout ce qu'ils en ont dit est un sûr présage de la perfection qu'ils y auraient mise; aussi, après de pareils devanciers, suis-je bien loin de m'ériger en réformateur de ce qui a été fait sous leur direction; je cherche au contraire à remettre en vigueur leurs sages mesures, je n'attaque que celles qui leur sont opposées, je ne cherche que la réforme des abus et des routines dont on ne veut pas sortir, soit par paresse, soit par un amour aveugle du passé. A Dieu ne plaise que je veuille néanmoins m'ériger en censeur amer de tout ce qu'ont fait nos pères! Soyons justes envers eux si nous voulons que nos neveux le soient envers nous : ils nous ont mis sur la voie de la plupart de nos découvertes les plus précieuses, comme nous pouvons y mettre ceux qui viendront après nous; mais ne soyons pas non plus admirateurs aveugles de tout ce qui a été fait avant nous; où en serions-nous si nos pères n'avaient pas cru pouvoir mieux faire que leurs devanciers? Que l'on compare l'état de l'enseignement des lettres et des sciences sous les règnes de Charles VI, de Charles VII et de son artificieux successeur, avec ce qu'il fut sous le règne de François Ier, et encore mieux sous celui de Louis XIV, et on verra que l'esprit humain avait su faire d'heureux progrès en ne restant pas servile imitateur.

Ne cherchons pas un mieux ennemi, mais un mieux conservateur du bien;

si l'esprit d'innovation est dangereux, l'esprit d'amélioration ne l'est jamais, et c'est toujours celui qui doit nous animer et nous diriger dans le gouvernement de nos institutions.

J'ai suivi, dans mon travail, le plan qui m'a paru le plus méthodique et le plus simple : dans le premier chapitre, j'expose le résultat de mes recherches historiques sur l'origine des colléges avec pensionnats ; il me paraît démontré que l'antiquité ne les possédait pas, à moins qu'on ne veuille regarder comme tels l'institution d'*Antonin le Pieux*, qui fonda des pensions alimentaires en faveur des jeunes demoiselles, pour honorer la mémoire de *Faustine, sa femme*. *Jules Capitolin*, qui a écrit la vie de cet empereur, s'exprime ainsi à ce sujet : *Puellas alimentarias in honorem Faustinæ Faustinianas constituit.* C'était peut-être un établissement comparable à nos royales institutions de *Saint-Cyr* et de *Saint-Denis*. *Du Boulay*, historiographe de l'Université, a dit, il est vrai, que les enfans pauvres étaient nourris à Athènes, dans le *Cynosarge*, aux frais de l'État, ce qui pourrait faire croire qu'ils y trouvaient aussi leur demeure. J'ignore dans quelle source de l'antiquité cet érudit a puisé cette assertion : on ne trouve rien dans le *Lexicon de Suidas*, ni dans les antiquités grecques de *Potter*, qui la justifie.

J'examine ensuite quelle est la situation la plus convenable pour un collége approchant le plus possible de la perfection désirable, et pour mieux rendre mes idées sur ce point, j'ai fait lithographier un plan, ou plutôt un programme de plan offrant les conditions et les limites dans lesquelles les architectes devraient se renfermer. Je sais qu'on a eu l'intention de construire à Paris un collége-modèle; peut-être y reviendra-t-on : je m'estimerais bien heureux si l'on pouvait trouver quelques vues utiles dans le projet de construction que je propose. Il serait digne de la sagesse des hommes placés à la tête de l'instruction publique de solliciter l'érection d'un monument consacré à l'éducation des enfans réunis dans un pensionnat, et offrant les conditions les plus voisines de la perfection sous tous les rapports.

J'examine dans le chapitre second tout ce qui intéresse les élèves individuellement, et avant d'entrer en matière j'ai cru devoir exposer la célèbre question de savoir si l'éducation publique était préférable à l'éducation privée; je présente cette question sous le but que je m'étais proposé, je serai toujours très-heureux d'avoir pu éveiller le talent et exciter l'attention de ceux qui peuvent traiter mieux que moi un sujet aussi important que celui de la santé morale et physique de nos enfans. Nos maisons d'éducation publique valent bien, je crois, les établissemens consacrés aux intérêts de la fortune et aux récréations de la foule, elles renferment l'espoir de la patrie, n'est-ce pas un devoir sacré de chercher tous les moyens de l'y conserver précieusement.

TABLE DES CHAPITRES.

FIN DE LA TABLE.

HYGIÈNE

DES COLLÉGES.

CHAPITRE PREMIER.

Considérations historiques sur l'origine et la fondation des Colléges avec Pensionnats. — Examen de ces Établissemens sous le rapport de leur emplacement, de la situation respective des divers corps de bâtimens, et de leurs distributions, approchant le plus possible de la perfection désirable.

Les colléges avec pensionnats sont des lieux destinés à l'éducation morale et physique des enfans qui abandonnent pendant quelque temps la maison paternelle pour venir habiter en commun sous les yeux de leurs maîtres. L'antiquité possédait-elle ces établissemens tels que nous les voyons aujourd'hui? On ne trouve aucun passage dans les livres sacrés de l'ancienne et de la nouvelle alliance, qui indique leur existence. Des préceptes de la plus haute sagesse y sont répandus seulement pour l'instruction privée des enfans, et pour l'accomplissement des devoirs de leurs parens envers eux. On a dit que les enfans des prophètes étaient élevés en commun ; mais cette assertion manque de fondement solide. César Egasse du Boulay, historiographe de l'université, remonte jusqu'au petit-fils de Japhet, qui institua, dit-il, le collége des Samothéens dans les Gaules ; mais on ne peut pas regarder cette institution comme un collége semblable à ceux que nous possédons.

On comptait ainsi chez les Gaulois quatre institutions auxquelles on donnait le nom de colléges, celle des Sarronides, des Druides, des Eubages et des Bardes. Les Sarronides étaient spécialement chargés de l'instruction de la jeunesse ; les Druides, du culte sacré ; les Eubages, de la divination et des prophéties ; et les Bardes devaient célébrer dans leurs chants les hauts faits des guerriers.

Pythagore et Platon fondèrent dans la Grèce des institutions pour l'éducation et le perfectionnement de leurs disciples ; mais ce n'étaient pas des colléges avec pensionnats.

Les établissemens consacrés chez les anciens à l'instruction publique et à la gymnastique, et connus dans la Grèce sous le nom d'Académie, de Lycée, de Cynosarge, de Gymnase, de Palestre, n'offraient point d'habitation permanente aux disciples qui venaient y recevoir des leçons; seulement, au rapport de du Boulay, les enfans naturels et les enfans pauvres trouvaient leur subsistance dans le Cynosarge, où Anthistènes, disciple de Socrate et chef des Cyniques, enseigna le premier; ce qui pourrait faire croire qu'ils y fixaient aussi leur résidence.

L'institut de Pythagore ne se borna pas, il est vrai, à son école; mais il devint pendant quelque temps la règle d'une colonie grecque établie à Crotone, et qui ne fut détruite que par la jalousie de quelques personnes, qui n'y purent être admises à cause de leurs vices. L'établissement de Crotone peut être considéré plutôt comme une congrégation morale et religieuse composée d'individus de tout âge, que comme un collége destiné à l'éducation des enfans.

Platon, en cherchant à réaliser un beau rêve sous le nom de république, fit le partage de l'éducation de la classe guerrière entre la gymnastique et la musique, μȣσικη. Il faut entendre aussi par ce mot le culte des muses et l'étude des belles-lettres. Mais ses élèves ne demeuraient pas constamment avec lui, ils se séparaient à la fin de la journée pour revenir dans leurs demeures.

A Sparte, les enfans passaient leurs journées dans les gymnases, et y demeuraient quelquefois la nuit couchés sur des lits faits de bouts de cannes qu'ils avaient cueillies eux-mêmes ou rompues de leurs propres mains aux bords de l'Eurotas. Dans l'hiver on leur permettait seulement d'y ajouter un peu de barbe de chardon, ce que l'on regardait encore comme une douceur, tant était dure et sévère l'éducation trop belliqueuse de ces enfans, dont les mères disaient avec un sentiment d'orgueil : « Nous autres Lacé-» démoniennes, si nous sommes les seules qui » commandions aux hommes, aussi sommes-» nous les seules qui mettions au monde des » hommes. »

On pourrait trouver encore dans l'histoire des Perses quelques traces de l'institution des colléges. Xénophon nous apprend que chez ce peuple, au temps de Cyrus, on comptait dans la nation quatre classes, celle des enfans, des jeunes gens, des hommes faits, et des vieillards. Ils avaient une place publique, divisée aussi en quatre parties pour ces quatre différentes classes ; ils étaient obligés de s'assembler, à certains jours et à des heures marquées, dans ces institutions ; mais rien n'indique qu'ils y fussent réunis à demeure.

A Rome, l'instruction des enfans fut d'abord confiée aux affranchis, qui ne quittaient pas la maison où ils avaient été esclaves. Tel fut, d'après le témoignage de Suétone, M. Ant. Gniphon, qui enseigna les belles-lettres à Jules César dans la maison de son père ; il tint ensuite école dans la sienne. Tel fut encore Lenœus, affranchi de Pompée, qui, après la mort de son maître, ouvrit une école publique dans le quartier des Carènes, mais il n'y recevait que des élèves externes.

Lorsque le nombre des instituteurs et des élèves se fut accru, il fallut leur assigner des lieux propres et commodes pour l'enseignement, et où ils pussent se réunir en grand nombre : on choisit, à Athènes comme à Rome et à Alexandrie, les lieux les plus éloignés du tumulte des villes, et les plus propres à inspirer le recueillement et le calme de l'esprit dont on a besoin pour l'étude.

A Athènes, l'Académie fut, comme on le sait, la maison de campagne d'Académus : le Lycée et le Cynosarge furent également des lieux séparés de la ville ; ils étaient spacieux, ombragés par des plantations agréables, et rafraichis par des ruisseaux et par des fontaines. Le Gymnase et la Palestre étaient attenans à ces établissemens, afin, dit Cicéron, que les disciples pussent trouver immédiatement, dans les différens exercices du corps, les délassemens nécessaires pour le repos de l'esprit.

Mais lorsqu'on eut éprouvé à Rome que les étudians étaient troublés dans leurs méditations par le bruit des jeunes gens qui s'exerçaient dans les gymnases voisins, ou dans les bassins destinés à la natation, on sépara les lieux consacrés à l'étude, des endroits affectés spécialement à la gymnastique. On consacra deux bâtimens uniquement à l'enseignement de la philosophie et des lettres; l'un reçut le nom d'*Athénée*, et l'autre, situé au Capitole, fut appelé *Auditorium Capitolinum*. Ces deux établissemens, très-vastes et très-commodes, renfermaient des classes bien séparées. Ce fut après l'établissement du christianisme que l'Athénée, d'après le témoignage de *Middendorp*, prit le nom de *Collége de Sapience*. Ce local renfermait dans son enceinte plus de trente salles destinées à l'enseignement; mais les élèves venaient seulement y recevoir leurs leçons, rien n'indique qu'ils y demeurassent nuit et jour : ils revenaient le soir chez leurs parents, ainsi que cela s'était pratiqué plus anciennement, si nous en jugeons par ce trait si touchant de la mère des Gracques, qui, attendant uu jour impatiemment ses enfans au retour des écoles publiques, les présenta à une dame *Campanienne* comme ses plus beaux ornemens.

L'Histoire Ecclésiastique, et l'estimable ouvrage du savant Fleury, sur les mœurs des Israélites et des Chrétiens, ne font aucune mention de la fondation des colléges avec des pensionnats semblables à ceux que nous possédons. Dans les premiers siècles de l'Église, l'instruction des catéchumènes et des néophytes se faisait en commun; mais ils ne quittaient pas la maison de leurs parens pour venir habiter ensemble sous le même toit nuit et jour.

Origène remplissait, à Alexandrie, les fonctions de catéchiste sous les ordres de l'évêque Démétrius, et ne pouvant suffire à la multiplicité de ses occupations, il s'adjoignit Héraclas, son élève et son ami, et lui confia le soin des classes inférieures, s'étant réservé les élèves les plus avancés; mais il ne les gardait pas chez lui : ils se séparaient après la prière du soir pour rentrer chez eux.

Charlemagne, qui mérita le titre de Restaurateur des lettres, attira en France, par ses libéralités, les savans les plus distingués de l'Europe, entre autres Alcuin, dont il se fit le disciple, et Paul Warnefrid, connu sous le nom de Paul Diacre, qui lui enseigna les littératures grecque et latine. Ce fut par les conseils d'Alcuin, venu de Pise, que ce grand prince établit une Académie dans son palais. Il avait amené aussi d'Italie des maîtres de grammaire et d'arithmétique. Il les établit dans les principales villes de ses États, et fit ouvrir des écoles de théologie et d'humanités dans les cathédrales et dans les monastères. Il écrivit à Lulle, disciple de saint Boniface, apôtre de l'Allemagne, et son successeur sur le siége de Mayence : « Disposez-vous, véné-» rable Père, à instruire vos enfans dans les » arts libéraux, afin qu'en cela vous satis-» fassiez nos ardens désirs. »

Telle fut l'origine de cette admirable institution qui prit en France le nom d'*Université* sous le règne de Philippe Auguste. Ce fut sans doute à cause de son fondateur qu'elle mérita de porter le titre glorieux de fille aînée de nos rois; mais nulle part, dans l'histoire de Charlemagne, il n'est question de la fondation des pensionnats. Il est vrai que Claude Joly a contesté à Charlemagne la gloire d'avoir fondé l'Université de Paris, il prétend qu'elle doit sa naissance aux écoles épiscopales ; mais, quoi qu'il en soit, ces écoles n'avaient pas non plus de pensionnats.

Il faut descendre jusqu'au règne de saint Louis pour trouver l'origine de ces établissemens. Le collége avec pensionnat le plus anciennement fondé en France fut, à Paris, celui de Sorbonne. Pasquier, dans ses *Recherches sur la France*, s'exprime ainsi à ce sujet :

« Après que le mesnage de notre Univer-
» sité eut été ainsi diversement et conduit et
» manié comme je vous ai discouru, il prit
» une nouvelle dévotion aux seigneurs, et
» principalement ecclésiastiques, de bâtir des
» maisons en cette université, qui furent ap-
» pelées colléges, en faveur des pauvres qu'ils
» voulaient y être habitués, sous le nom de
» boursiers, et y être nourrys et enseignés
» aux dépens de revenus par eux pour cet
» effet assignés. Le premier que je trouve en
» avoir été l'inventeur, ce fut notre bon roy
» saint Louis, suivy par maître Robert de
» Sorbonne. » Ce personnage était si recommandable par sa piété et par sa science, que notre roi saint Louis, dit l'auteur, « le
» voulut voir, et, après l'avoir haleiné, lui fit
» quelquefois cet honneur de le faire disner
» avec lui, et depuis en usa fort pieusement

» comme l'un des principaux outils de sa cons- » cience, le prenant pour son confesseur. »

On verra, dans le passage suivant, que le roi avait affecté à l'emplacement de ce collége un terrain situé hors de Paris, dans la campagne, comme étant plus convenable et plus sain. Voici ses patentes, de l'an 1250, au mois de février.

« Ludovicus, Dei gratiâ Francorum rex, » universis præsentes litteras inspecturis sa- » lutem. Notum facimus quod nostro magistro » de Sorbonâ canonico cameracensi dedimus, » concessimus ad opus scholarium, qui *inibi* » *moraturi sunt domum*, quæ fuit Joannis » de Aurelianensi, cum stabulis quæ fuerunt » Petri Poulaine contiguis eidem domui; » quæ domus cum stabulis sita ex Parisiis in » vico *de coupe-gueule*, ante Palatium Ther- » marum. » (C'était ce que depuis on appela l'Hôtel de Cluny.)

La reine Jeanne de Navarre, comtesse de Champagne et Brie, femme et épouse du roi Philippe-le-Bel, par son testament fait au bois de Vincennes, le jour et fête de la Notre-Dame de mars, l'an 1304, après avoir fondé un hôpital dans la ville de Château-Thierry, voulut aussi fonder un collége en faveur de soixante-dix pauvres écoliers.

« Ordonnance vrayment très-sainte, dit » Pasquier, et digne d'une grande et dévote » reyne, suyvant laquelle les exécuteurs, » après avoir adouairié l'hostel de Navarre, » achetèrent celui que nous voyons aujourd'hui au mont Sainte-Geneviève, appelé, » du commencement, collége de Champagne, et depuis, de Navarre. Nom qui lui » est demeuré jusques à huy. »

Il est bien clair qu'à cette époque ce collége avait été situé hors de la ville, car Pasquier ajoute, « et se passèrent les affaires de » cette façon, que tout ainsi que dans le pourpris de Paris, séjour ordinaire de nos roys, » il y a trois villes encloses, que nous appelons Ville, Cité, et Université. »

Un autre passage des Recherches de cet auteur, prouve encore l'attention qu'ont eue les fondateurs de collége, de les placer hors de la ville.

» Vray, dit-il, que depuis que la reyne » Jeanne de Navarre, femme de Philippe-le-

» Bel, eut construit le collége de Navarre
» vers le haut de la montagne de Paris, en
» l'an 1304, ceux qui depuis s'adonnèrent à
» même sujet, comme il y en eut une infinité
» vers le règne de Charles VI, lorsque l'Uni-
» versité était en grande vogue, ils choisi-
» rent tous ce même quartier pour y estre
» l'air vraisemblablement plus sain qu'en la
» fondrière, qui est accompagnée des dégoûts
» de la ville, chose qui a depuis apporté la
» différence que nous faisons entre la ville, là
» cité et l'université. »

Des maisons consacrées à l'éducation publique avec des pensionnats furent successivement fondées en France par les divers ordres qui se chargèrent d'instruire la jeunesse; elles furent maintenues jusqu'à l'époque des orages politiques qui les renversèrent toutes. Pendant quelque temps un nouveau vandalisme menaça la France de l'exil des muses, des lettres et des arts; les colléges furent détruits : lorsque le calme reparut, on éleva sur leurs ruines les écoles centrales, et de toutes parts des pensionnats furent aussi ouverts par des particuliers.

En 1808, le chef de l'État conçut le projet de recréer l'université : il l'exécuta, et on forma de nouveau, à Paris et dans les départemens, des colléges désignés sous le nom de lycées, qui leur resta jusqu'en 1814, où ils reprirent celui de colléges, qu'ils conservent aujourd'hui. Tous ou presque tous, dans la capitale et dans les provinces, ont des pensionnats. C'est sous ce rapport qu'il m'importe d'examiner quel doit être le meilleur choix pour leur situation et la distribution de leurs bâtimens.

Si l'on consulte sur ce point les écrits des Anciens, on voit, comme je l'ai déjà dit, quel soin ils avaient de choisir le lieu le plus convenable pour la situation des établissemens consacrés à l'étude. A Athènes, ils étaient près de la ville ; à Rome, près du Capitole ; à Alexandrie, dans le palais même des Ptolémées ; et à Marseille, dans le temple de Pallas. Saint Louis, comme on l'a déjà vu, la reine de Navarre, et après eux les autres fondateurs de colléges, eurent soin de les placer dans la campagne, pour y trouver les avantages de la salubrité, du silence et du calme si nécessaires aux travaux de l'esprit et aux opérations de l'intelligence.

Je crois pouvoir affirmer, d'après le témoignage des autorités les plus respectables en matière d'éducation, qu'il serait beaucoup plus avantageux, sous le rapport moral et sanitaire, de placer les colléges dans la campagne, à quelques lieues des villes. Je sens qu'alors ils ne pourraient recevoir que des pensionnaires, et c'est précisément par-là qu'ils approcheraient le plus de la perfection désirable.

Quelles sont maintenant les conditions à remplir pour obtenir, dans la construction d'un collége, les dispositions les plus sages et les plus convenables dans la distribution des bâtimens? Avant d'élever un édifice quelconque, on doit examiner soigneusement quelle doit être sa destination et quel est le but qu'on se propose d'y atteindre. Pour remplir cette sage indication, il est important d'imposer à la plupart des architectes l'obligation de soumettre leurs plans aux personnes qui peuvent le mieux les juger, les apprécier et les faire modifier suivant l'exigence des cas

Ainsi, pour la construction d'un hôpital, on ne peut raisonnablement se dispenser de consulter des médecins instruits, seuls juges compétens de la question. Pour la construction d'un collége, et sur-tout pour régler sagement ses dispositions intérieures, on ne peut pas se passer des conseils d'un proviseur éclairé et des avis d'un médecin habile qui surveille la distribution des bâtimens spécialement affectés au département des malades; sans cela, je le demande aux gens sensés, si le fonctionnaire chargé, dans un établissement public, du service de santé ne peut pas indiquer et faire prendre les meilleures mesures de prévoyance, peut-il répondre des funestes conséquences qui résulteront de leur négligence?

Je ne crois pas pouvoir mieux faire, pour expliquer mes idées sur la construction d'un collége, approchant le plus possible de la perfection désirable, que de présenter le plan qui me paraît être le plus convenable. Les conditions sont telles, que l'architecte devrait disposer les bâtimens de manière à ce que les chefs de la maison, placés dans un corps de logis central, pourraient facilement exercer une surveillance active sur presque tous les points.

J'affecterais à chacune des cours, pour les trois différens âges, ses classes, servant également de salles d'études, son réfectoire, ses dortoirs et ses latrines; cette séparation me paraît de la plus haute importance. Je désirerais que dans chacune des cours on plantât le long des murs des arbres à larges feuilles pour donner de l'ombre pendant les chaleurs trop vives de l'été, et servir d'abri aux enfans, qui, ayant trop souvent alors la tête nue, s'exposent aux affections cérébrales causées par une insolation trop forte.

Cette disposition des arbres ne nuit point à la surveillance des maîtres comme celle des plantations faites en quinconce au centre même des cours.

Il est très-important aussi, dans la disposition intérieure des maisons destinées à l'éducation publique, d'opposer des obstacles physiques insurmontables à la déraison de l'enfance; pour le prouver, qu'il me suffise de citer une particularité sur cent autres : je veux parler des rampes d'escalier. Elles ne doivent pas être à nu, et encore bien moins revêtues d'un bois très-poli, parce qu'il est peu d'écoliers qui ne se fassent un mérite de les descendre à cheval, ou, ce qui est encore pire, en s'appuyant sur la poitrine; souvent cette imprudence est punie par des chutes terribles, et qui ne corrigent pas toujours. Ces rampes devraient être garnies de pièces de fer demi-circulaires, qui empêcheraient de glisser dessus, ou ce qui serait encore mieux, de treillis tendus d'une rampe à l'autre dans toute la hauteur de la cage des escaliers.

J'ai vu une néphrite ou inflammation des organes sécréteurs de l'urine, qui faillit être mortelle; elle fut causée par une chute de près de trente pieds, faite en glissant sur une rampe d'escalier. Un des reins avait sans doute été déchiré, car l'enfant urinait le sang à plein canal. Il ne dut son salut qu'aux saignées générales réitérées et à l'immersion prolongée dans le bain.

Je reviendrai, au chapitre de l'Infirmerie, sur les détails importans qui intéressent les dispositions intérieures de ce département.

Voici le plan général que je conçois pour l'ensemble du collége. Il n'est pas de mon sujet d'entrer dans les détails d'un devis, je n'ai voulu qu'indiquer les conditions que l'architecte aurait à remplir, en se renfermant dans les limites que je vais tracer. Je suppose que le collége puisse contenir de trois à quatre cents élèves : ce nombre est bien suffisant, je crois; quand il est dépassé, le chef ne peut pas répondre de trouver un nombre d'hommes assez sûrs pour exercer une bonne surveillance. Le mérite d'un collége n'est pas dû au grand nombre d'élèves qu'il contient, mais aux bons soins qu'on leur donne pour leur éducation morale et physique. Ce ne sont pas des masses de pensionnaires qui doivent en imposer à des parens sages et éclairés, ce sont les soins, les détails, et la surveillance scrupuleuse de chaque enfant en particulier.

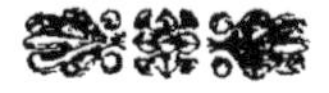

EXPLICATION DE LA PLANCHE.

Je choisis pour la construction d'un Collége de trois à quatre cents Élèves, avec toutes ses dépendances, un terrain de quarante à cinquante arpens. Des arbres doivent environner les bâtimens pour assainir l'air.

A et B Entrée de l'enceinte du Collége, avenues et quinconces d'arbres fruitiers, à droite et à gauche.

C Logement du Chef avec toutes ses dépendances, et parloir général au rez-de-chaussée.

D Logement du Censeur.

E Logement de l'Économe, avec dépendances, cuisines et magasins à sa portée.

F Cour des grands.

G Cour des moyens.

H Cour des petits.

I Galeries couvertes au-devant des Classes. Ces dernières doivent également servir de Salles d'Études.

K K K Réfectoires des trois Cours.

L L L Latrines des trois Cours.

M M M Murs assez élevés pour le jeu de balle, avec de petites portes sur l'Avenue P P P.

N N N N Murs de séparation des Cours, n'ayant que sept à huit pieds de hauteur.

P P P Avenue séparant les Cours des Bâtimens ci-après.

Q Chapelle.

R Logement de l'Aumônier.

S Logement des Étrangers.

T Logement du Médecin et du Chirurgien.

U Infirmerie avec ses dépendances.

V Potagers et Jardins.

X Eau courante avec École de Natation.

Y Y Y Clôtures composées d'un fossé en glacis, de deux rangées d'arbres, et d'une haie d'épines.

CHAPITRE II.

Considérations sur l'âge et l'état physique des Enfans qu'on doit envoyer au Collége.

Ici se présentent naturellement deux questions qu'on doit considérer sous le rapport de l'hygiène et de la santé des enfans.

A quel âge doit-on envoyer les enfans au collége? Cette question me paraît importante à examiner sous plusieurs rapports.

On ne peut pas envoyer les enfans trop tôt ni trop tard au collége; il est un juste milieu à garder. Je pense que l'âge de neuf à dix ans est, sous le point de vue sanitaire, le plus convenable pour placer les enfans au collége, à moins que leur état physique n'exige des précautions et des soins qu'ils ne peuvent trouver que dans la maison paternelle, et sur-tout près de leurs mères; mais lorsque l'enfant n'a que de simples indispositions causées le plus souvent par l'irrégularité du régime qu'on lui fait observer, je puis assurer que sa santé se répare, et que ses forces se développent parfaitement au collége. J'en ai eu la preuve plusieurs fois sous les yeux, et je ne puis m'empêcher à ce sujet de partager l'opinion de Montaigne.

« C'est une croyance qui doit être reçue » de chacun, dit ce philosophe, que ce n'est » pas raison de nourrir un enfant au giron » de ses parents, cette amour naturelle les » attendrit trop, et relâche voire les plus » sages : ils ne sont capables ni de chastier » ses fautes, ni de le voir nourri grossiè- » rement comme il faut, et hasardeusement; » ils ne le sauraient souffrir revenir suant » et poudreux de son exercice, boire chaud, » boire froid, ny le voir sur un cheval » rebours, ny contre un rude tireur le fleu- » ret au poing, ou la première arquebuse » qui se rencontre, car il n'y a remède qui » en veut faire un homme de bien, sans » doute il ne le faut pas épargner, ce n'est » pas assez de lui roidir l'âme, il lui faut » aussi roidir les muscles : elle est trop pres- » sée si elle n'est secondée, et a trop affaire » de fournir seule à deux offices. »

Le père du célèbre Robert Boyle, philosophe anglais, confia son fils naissant à une nourrice de campagne en lui recommandant de l'élever comme son propre enfant. Il avait de l'aversion pour cette tendresse mal entendue des parens qui les engage à élever leurs enfans avec une délicatesse excessive, en sorte, disait-il, qu'un soleil trop ardent ou une forte pluie influent sur leur santé comme s'ils étaient de beurre ou de sucre.

Ces premières considérations me conduisent naturellement à examiner la grande question, de savoir si l'éducation publique est préférable à l'éducation privée. Je devrais, comme le comporte mon sujet, n'envisager cet objet que sous le point de vue sanitaire et purement physique, mais les influences morales sont telles sur la santé des enfans, qu'il est impossible de séparer, dans l'examen de cette importante question, ce qui appartient à l'ordre physique et à l'ordre moral et intellectuel. Ainsi je dois aborder la question toute entière.

L'éducation publique est-elle préférable à l'éducation privée ?

Qu'osera-t-on prononcer sur ce point, quand

on entend le vertueux, le sage Rollin, plein de jours et d'expérience, s'exprimer ainsi avec une ingénuité touchante dans son *Traité des Études* :

« Pendant tout le temps, dit-il, que j'ai été » chargé de l'éducation de la jeunesse, par- » faitement instruit des dangers qui se ren- » contrent, et dans les maisons particulières, » et dans les colléges, je n'ai jamais osé pren- » dre sur moi de donner conseil sur cette » matière, et je me suis contenté de m'ap- » pliquer avec le plus de soin qu'il m'a été » possible à l'instruction des jeunes gens que » la divine Providence m'adressait. Je crois » devoir garder encore la même neutralité, » et laisser à la prudence des parens à décider » une question qui souffre certainement de » grandes difficultés de part et d'autre. »

Lycurgue, Aristote, Quintilien, pourvu, dit ce dernier, que la pureté des mœurs soit à l'abri de tout danger.

» *Potior mihi ratio vivendi honestè quàm* » *vel optimè dicendi videretur.* »

Barthélemy, M. Cuvier se prononcent pour l'éducation publique. D'un autre côté, chez les anciens, Numa, chez les modernes, Loke et J.-J. Rousseau donnent la préférence à l'éducation privée. Le sage Rollin paraît pencher pour l'éducation mixte, qui consiste à faire jouir l'enfant des avantages de l'émulation sous le rapport de l'instruction donnée au collége ; il pense que son innocence et ses mœurs sont plus à l'abri dans la maison paternelle, en supposant toujours qu'il n'y trouve que de bons exemples, et qu'on y observe sévèrement le précepte du poëte romain.

« Maxima debetur puero reverentia..... »

Mais il gémit en même temps sur la rareté de ces maisons où l'innocence n'a rien à redouter, et dans ce cas il donne la préférence à l'éducation publique, pourvu que les chefs des établissemens qui lui sont destinés remplissent avec un religieux scrupule les devoirs sacrés qui leur sont imposés ; et alors si les mœurs et l'innocence des enfans n'ont rien à redouter dans les maisons publiques soumises à une surveillance active et intelligente, je ne crains pas de prononcer que pour la plupart d'entre eux l'éducation publique est préférable à l'éducation privée pour le rétablissement et pour la conservation de la santé. Cet avantage est en grande partie dû à la vie simple et frugale qu'on mène au collége, éloignée, dit encore le sage Rollin, des douceurs et des caresses de la maison paternelle, qui ne sont propres qu'à amollir les enfans. Un magistrat célèbre disait qu'en cette nourriture du collége il avait eu deux regards, l'un à la conservation de la jeunesse gaie et innocente, l'autre à la discipline scolastique, pour faire oublier à ses enfans les mignardises de la maison, et comme pour les dégorger en eau courante. Dix-huit mois passés au collége, disaient-ils ensuite, « nous » firent assez bien; nous apprîmes la vie fru- » gale de la scolarité et à régler nos heures. »

Lorsqu'après de mûres réflexions, on a pris le parti d'éloigner ses enfans de la maison paternelle, pour les placer dans des pensionnats publics, peut-on les y envoyer tous indistinctement? non, sans doute; l'expérience démontre tous les jours qu'il faut bien se garder de rendre cette mesure générale : il est des enfans qui ne doivent point quitter la maison paternelle, lorsqu'une trop grande faiblesse constitutive ou des maladies héréditaires graves s'y opposent et exigent des précautions et des soins qu'on ne peut trouver qu'auprès d'une mère. L'enfant qu'on veut placer dans un collége ne doit pas présenter de difformités extrêmes, il doit être exempt de maladies héréditaires graves, telles que les affections organiques du cœur et la phthisie, et sur-tout de ces maladies convulsives épileptiques, ou épileptiformes quelconques, dont les accès peuvent communiquer leur funeste influence en quelque sorte d'une manière électrique à ceux qui en sont témoins. On verra, à mesure que j'entrerai en matière dans les chapitres qui suivent, le développement des avantages qui doivent résulter d'une éducation publique confiée à des mains habiles ; voyons maintenant quelles dispositions sagement réglées l'enfant doit trouver pour son bien-être moral et physique dans le lieu où il doit passer les années les plus importantes peut-être de sa vie, et qui doivent avoir sans contredit une influence bien marquée sur le reste de ses jours.

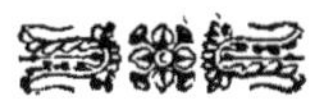

CHAPITRE III.

Construction et dispositions intérieures des Dortoirs.

Quelles conditions doivent être remplies pour qu'un dortoir, dans un collége, approche le plus possible de la perfection désirable? Ces conditions sont telles, qu'elles doivent toutes présenter les garanties de la sûreté des mœurs et de la salubrité.

Les dortoirs doivent toujours occuper le premier et le deuxième étages, jamais le rez-de-chaussée, où il est trop difficile de maintenir la salubrité de l'atmosphère. Les plafonds et les murs doivent être blanchis à l'eau de chaux tous les deux ans. Le plancher carrelé est préférable au parquet, afin de pouvoir y faire quelques lavages; une extrême propreté doit être entretenue dans les dortoirs, mais on ne doit jamais les laver à grande eau; les planchers ne sèchent pas assez promptement, et les émanations humides qui en sortent peuvent causer de graves accidens, tels que des angines plus ou moins graves, et même le croup. Les fenêtres doivent être convenablement espacées, d'une embrasure assez large, et fermant bien; elles doivent avoir des contre-ouvertures plus ou moins larges pour favoriser le passage d'un courant ventilateur qui balaie l'air stagnant et assainisse promptement les pièces.

Les dortoirs doivent-ils être échauffés? L'expérience paraît avoir démontré qu'il était beaucoup plus sain de coucher dans une pièce dont l'air n'a pas été raréfié par une température élevée; seulement pendant l'hiver on doit avoir soin, après la ventilation nécessaire du matin, de tenir les ouvertures exactement fermées, sur-tout pendant l'extrême humidité de l'atmosphère. Dans l'été, on doit répéter la ventilation du matin, une heure au moins avant le coucher.

Chaque dortoir, dans un collége de trois à quatre cents élèves, ne doit pas contenir plus de vingt couchettes, dix de chaque côté, chaque enfant ayant besoin, pour une respiration libre et salubre, pendant son sommeil, d'un certain nombre de pieds cubes d'air atmosphérique. Je reviendrai sur ce point au chapitre de l'Infirmerie.

Quelles doivent être maintenant, pour la sûreté des mœurs d'abord, et pour la salubrité, la disposition et la composition des lits?

Disposition et Composition des Lits.

Quelle doit être la disposition des lits la plus convenable?

Doit-on les renfermer dans une alcôve quelconque, ou laisser les lits convenablement espacés, sans aucun moyen de séparation?

J'ai consulté sur ce point important plusieurs principaux de collége très-expérimentés; ils pensent qu'il vaut mieux user de cette dernière disposition; elle rend la surveillance plus facile. On a remarqué que l'isolement dans des alcôves fermées était beaucoup plus nuisible et plus dangereux qu'utile; il nuit à la circulation salubre de l'air, et, ce qui est pire, il porte davantage aux désordres et à de funestes habitudes. Si l'on admet des rideaux, ce qui est plus convenable, je crois qu'ils doivent servir simplement de séparation entre les lits. J'ai visité des colléges où l'on a pris une précaution qui m'a paru très-sage : chaque lit est garni d'une barrière du côté parallèle au lit voisin. Les rideaux ne doivent jamais fermer le pied du lit complètement, afin de laisser l'inspection libre et facile aux surveillans. Ces derniers doivent coucher aux deux extrémités du dortoir ; ils doivent avoir chacun à leurs ordres un domestique dans un cabinet voisin ; des lampes-veilleuses doivent toujours être allumées, et recouvertes d'un chapiteau fumivore, muni d'un tuyau qui conduise la fumée au-dehors. On doit tout faire pour avoir des surveillans sur la conscience religieuse desquels on puisse compter ; ils doivent se relever pour parcourir les salles sans bruit pendant le sommeil des enfans, avec des semelles de chapeau ou de buffle à leurs chaussures, porter partout un œil attentif et scrutateur, et avertir en cas de besoin.

Cette sage précaution est observée dans plusieurs colléges ; mais rien ne vaut encore l'œil du maître, et il doit inspecter le plus souvent possible.

Quelle doit être la composition des Lits ?

Les lits destinés aux élèves d'un collége doivent être confectionnés sur le même modèle ; ils seront composés :

1°. D'une couchette en bois de chêne, ciré et frotté, ou mieux, en fer. Elle doit être munie d'un fond sanglé solide, d'un sommier de crin, et ensuite d'un ou deux matelas, qu'il suffira de carder tous les trois ans, parce qu'ils ne doivent jamais être trop mous. J'indiquerai dans le chapitre consacré à l'infirmerie, quelle doit être la composition préférable des matelas pour des enfans prédisposés à certaines maladies. Les lits de plume, encore plus les édredons, doivent être proscrits. Les draps seront de toile forte sans être dure ; deux couvertures de laine, l'hiver, et une seule, l'été, suffisent ; souvent même on doit la retrancher dans les chaleurs excessives. Je préfèrerais les traversins de crin ou de balle d'avoine à ceux qui sont garnis de plume ; ils échauffent moins la tête, et disposent moins aux congestions et aux affections cérébrales, si fréquentes chez les enfans. Les bonnets de coton suffisent; on pourrait leur substituer les serre-tête de toile en été.

Chaque couchette doit être munie de sa table de nuit pouvant servir de siége; elle doit renfermer un vase, que l'on aura soin de nettoyer tous les jours. Il serait bon, autant que possible, d'habituer les élèves à satisfaire leurs besoins d'uriner avant d'entrer au dortoir. C'est le plus sûr moyen de prévenir les relâchemens de vessie pendant le sommeil; et pendant les chaleurs sur-tout, l'air n'est pas infecté par les émanations ammoniacales des urines qui séjournent dans les vases de nuit et peuvent causer des accidens graves. On pourrait aussi verser quelques gouttes d'acide acétique pyroligneux dans ces vases, pour y détruire ces émanations.

On dira peut-être que je conseille là des soins et des précautions trop minutieuses et trop délicates pour des écoliers, et qu'il faut les élever d'une manière plus mâle et plus vigoureuse : je répondrai qu'il n'y a rien de mâle et de vigoureux à les élever d'une manière insalubre, et qu'on n'en fait pas ainsi des hommes plus robustes; ils ne sont point encore faits, ni assez formés, ils ne sont pas capables de résistance aux accidens qui peuvent avoir prise sur eux et les rendre encore plus susceptibles. D'ailleurs, la plupart, sur-tout en France, ne sont pas nés dans un climat et dans des conditions qui permettent ce défaut de précautions; on les y a accoutumés de très-bonne heure, on ne saurait, sans préjudice et sans danger, les en priver.

Les maîtres surveillans d'un dortoir ne doivent se mettre au lit qu'après le coucher des élèves, lorsqu'ils sont bien assurés que tous sont endormis. Dans le jeune âge le sommeil ne se fait pas attendre, sur-tout lorsqu'il est provoqué par la fatigue du travail et de l'exercice, un des plus heureux préservatifs de l'innocence contre les attaques de la volupté.

La durée du sommeil pour des enfans qui n'ont pas encore atteint leur douzième année, doit être au moins de sept à huit heures. A mesure qu'ils avancent en âge on peut le diminuer un peu, mais toujours avec la mesure convenable à l'état de leur santé.

Des Vêtemens.

Après avoir examiné tout ce qui intéresse les dortoirs d'un collége, je crois devoir passer à l'examen des vêtemens qu'on doit donner aux élèves. Je suivrai sur ce point la division hygiénique admise, des vêtemens immédiatement et médiatement en contact avec la peau.

Ceux qui sont directement en rapport avec la peau, ont beaucoup d'influence sur ses fonctions.

Les seconds ayant les premiers pour intermédiaires, ont une influence plus lente sur la peau.

Les vêtemens immédiatement en contact avec la peau, sont :

Les chemises, les cravates, les caleçons, les bas, et les gilets de flanelle ou de calicot sur la peau, indispensables pour quelques enfans.

Le prospectus d'un collége doit indiquer le nombre des chemises, et la qualité de la toile qui doit servir à les faire.

Je crois la toile bien préférable, dans

notre climat, au coton, pour des écoliers, sur-tout à raison de sa solidité et de sa salubrité pour la peau, qu'elle irrite moins. Elle conserve aussi plus long-temps la propreté. Les chemises doivent être faites de manière à bien se fermer sur la poitrine et autour du col; sans cette précaution les enfans s'enrhument beaucoup plus souvent l'hiver, et peuvent même être attaqués du croup.

Il serait bon, je crois, de faire porter, la nuit, des chemises qui descendraient au-dessous des pieds, à certains enfans soupçonnés de se livrer à de funestes habitudes. Il serait nécessaire que ces chemises fussent munies inférieurement d'une coulisse que l'on devrait serrer le soir après avoir fait satisfaire les besoins d'excrétion.

Je regarde les gilets de flanelle immédiatement appliqués sur la peau comme indispensables pour quelques enfans, à la suite des maladies éruptives, sur-tout lorsque la poitrine a été fatiguée pendant le cours de l'affection par une toux continuelle. Si l'on me dit que l'on redoute leur application, parce que l'on craint d'en faire une habitude, je répondrai qu'il vaut encore mieux prévenir une maladie grave de la poitrine par l'emploi de ces moyens. Dans les saisons chaudes on pourra, sans inconvénient, substituer le gilet de perkale ou de calicot au gilet de flanelle, et on en retirera le même avantage. Mais l'usage de ces précautions doit toujours être déterminé par le médecin suivant les indications.

Les cravates en taffetas noir sont les meilleures, au collége, pour toutes les saisons; elles doivent être simples l'été, l'hiver il serait bon qu'elles renfermassent de petits coussins légers en poil de sanglier, simplement pour les maintenir mieux appliquées au-devant du col et prévenir l'impression de l'humidité et de l'air trop froid, mais bien entendu sans exercer aucune constriction qui puisse gêner la libre circulation du sang et causer la gêne de la respiration, des céphalalgies, ou même des congestions cérébrales.

Les caleçons doivent également être en toile, et descendre au-dessous du mollet. Les caleçons courts qui nécessitent une constriction circulaire aux jarrets, toujours mauvaise à tout âge, doivent être rejetés.

Les meilleures chaussures pour des écoliers

qui portent des pantalons, sont des chaussettes en coton solide, ou en filoselle, et en laine si leur santé l'exige. La couleur grise serait, je crois, préférable à toutes les autres, parce qu'elle salit moins la peau et nuit moins à ses fonctions. Les simples chaussons de coton, avec de petites guêtres grises en coutil, pourraient convenir parfaitement pendant l'été.

Les mouchoirs de poche seront en toile blanche, jamais en coton; avec ce dernier tissu les enfans sont trop exposés à avoir mal au nez, et il se salit trop promptement. On doit leur faire changer de linge deux fois la semaine, et quelquefois trois dans les grandes chaleurs. Le linge bien lessivé doit toujours être très-sec.

Vêtemens médiatement en rapport avec la peau.

J'appelle ainsi les vêtemens qui ont pour intermédiaires ceux dont je viens de parler ; et qui ne sont point en rapport direct avec la peau. Ce sont :

Les habits, les pantalons, les gilets, la coiffure et les chaussures fortes.

Le prospectus doit donner également, à l'article du trousseau de chaque élève, la note des habits, de leur nombre, et de leur qualité. Le drap est l'étoffe la plus ordinairement employée pour les habits, et pour les pantalons, toujours préférables aux culottes, pour des enfans surtout. Pendant l'été on devrait substituer aux pantalons de drap les pantalons de coutil gris avec les guêtres de même étoffe sur des chaussettes ou de simples chaussons. Les pantalons doivent être tous à grands ponts, et exactement boutonnés sur les côtés. Il est important de faire porter des caleçons de toile avec les pantalons de drap, car le célèbre *Lorry* a remarqué que les tissus de laine peuvent, par leur frottement sur la peau, et par l'irritation, la chaleur et le prurit qu'ils y excitent, donner naissance à diverses affections cutanées ; et l'expérience a démontré que le mode infect de préparation de ces tissus, soit en laine, soit en pièces, est lui seul capable d'occasioner des éruptions psoriformes et érysipélateuses.

Tous les vêtemens doivent être d'une étoffe bien choisie, d'un teint aussi solide que possible, pour ne pas souiller continuellement la peau d'une crasse épaisse, nuisible à la transpiration cutanée. Les vêtemens doivent être assez larges pour ne jamais gêner les articulations et les mouvemens.

Les hommes de l'art attachés à la maison détermineront les circonstances où les enfans doivent porter des suspensoirs ou des bandages. Doit-on donner des bretelles à des écoliers? oui, sans contredit, pourvu que les pantalons ne montent pas trop haut et ne viennent pas comprimer les dernières côtes et gêner la respiration; elles doivent être souples et solides en même-temps. Les meilleures sont tricotées en coton ou en soie, et munies de ressorts élastiques. Elles ne compriment pas trop les épaules, et ne nuisent pas au développement de la cavité pectorale et à la respiration.

Des Ceintures.

Depuis quelque temps on conseille l'usage des ceintures pour les exercices gymnastiques. Si ces exercices sont un jour institués et régularisés dans les colléges, il sera nécessaire de faire porter des ceintures; mais il faudra bien prendre garde qu'elles ne compriment pas les viscères de haut en bas vers les anneaux inguinaux, et qu'ainsi elles ne concourent, dans les efforts que font les enfans pour sauter, à la production des hernies. Ces ceintures doivent comprimer plutôt de bas en haut, en prenant fortement leur point d'application sur les hanches. Il suffirait presque, pour obtenir cet effet, d'adapter une boucle par derrière au pantalon, au niveau de la saillie sacro-vertébrale, afin de pouvoir opérer une certaine compression sur les régions inguinales.

Il est d'autres ceintures conseillées pour des enfans livrés à de funestes habitudes; j'y reviendrai lorsque je parlerai des maladies; j'essayerai de faire apprécier quel cas on doit faire de ces moyens artificiels employés dans un collége.

De la Coiffure.

Locke, dans son *Traité de l'Éducation*, s'exprime ainsi relativement à la coiffure :

« Si je conseillais de laisser jouer les en-

» fans au vent et au soleil sans chapeau, je » doute qu'on voulût m'en croire. On me » ferait sur cela mille objections qui, dans » le fond, se réduiraient toutes à ceci, qu'en » suivant mon avis les enfans seraient tout » brûlés du soleil; mais, si notre jeune élève » est soigneusement mis à l'abri de toutes les » injures de l'air, si on ne l'expose jamais au » soleil ou au vent, de peur que son teint n'en » soit endommagé, c'est, je l'avoue, le vrai » moyen d'en faire un beau garçon, mais » nullement un homme propre à agir dans » ce monde. »

L'auteur anglais a raison de douter qu'on veuille suivre le conseil qu'il donne, de laisser les enfans toujours sans coiffure, sur-tout au collége : si, avant de les faire entrer dans ces maisons, on avait pu les habituer, sans inconvénient, dans l'éducation privée, à s'en passer, nul doute que l'on devrait continuer au collége; le pli serait pris, il serait bon; mais dans nos climats, avec la délicatesse de certains enfans, on ne peut pas les exposer aux injures de l'air et à la brusquerie des variations de température sans danger.

Quand ils arrivent au collége, ils sont habitués aux coiffures, on est donc forcé de les maintenir, sur-tout la nuit, et souvent le jour, dans des circonstances déterminées. On fera porter, le jour, un chapeau de feutre léger dans les sorties et les promenades, et dans la maison une casquette de drap léger dans les temps très-froids et humides et lorsque les enfans seront enrhumés ou convalescens des maladies cutanées; ces casquettes doivent être munies d'une visière doublée en peau verte pour les enfans dont les yeux sont malades, irritables, et exposés aux rayons de la lumière artificielle trop vive.

Mais si l'on doit tenir la tête des enfans couverte, il faut bien prendre garde de trop l'échauffer par des coiffures épaisses; j'ai déjà vu plusieurs congestions cérébrales graves causées par cette fâcheuse habitude.

On pourrait user des chapeaux d'osier pendant les grandes chaleurs; ils permettent l'évaporation de la sueur, et entretiennent ainsi la fraîcheur nécessaire de la tête. Ce conseil est sur-tout nécessaire aux enfans dont le cerveau paraît très-susceptible de congestion.

Des Chaussures.

L'auteur anglais que je viens de citer dit encore qu'il est bon d'habituer les enfans au froid des pieds. Il faut, ajoute-t-il, laver chaque jour les pieds des jeunes enfans dans de l'eau froide, et leur donner pour cet effet des souliers si minces, que lorsqu'ils mettront leurs pieds dans l'eau elle puisse entrer au travers; il pense que par-là on les accoutumera à supporter le froid et l'humidité des pieds sans aucun danger, en les endurcissant ainsi de bonne heure contre leurs influences. Je répéterai ici, comme ci-dessus, que ce précepte ne saurait être admis ni suivi dans un collége; les enfans qu'on y amène n'ayant pas été habitués de bonne heure à cette pratique, seraient exposés aux dangers les plus graves si on voulait les y soumettre tout-à-coup sans précautions. Leurs chaussures doivent être très-solides et faites avec le cuir le plus imperméable qu'on puisse trouver.

Ces chaussures doivent toujours être aisées et bien confectionnées. Au collége, on doit préférer les souliers aux bottes, parce que cette chaussure est moins dispendieuse, plus facile à nettoyer et à mettre, et qu'elle se prête mieux aux maladies des pieds, fréquentes à cet âge, et causées le plus souvent par les engelures. Je reviendrai sur cet article lorsque je parlerai des maladies.

L'été, les chaussures doivent être plus légères et plus souples que l'hiver, pour s'accommoder à l'enflure ordinaire des pieds.

Réflexions générales sur l'habillement.

Je trouve beaucoup d'avantages physiques, et même moraux, comme j'espère pouvoir le démontrer, à ce que l'habillement soit uniforme au collége, avec le bouton portant l'inscription de l'institution. On doit également assujétir les élèves à une extrême propreté; ils doivent tous être munis d'une brosse pour leurs habits, que les domestiques attachés au service du dortoir doivent battre très-fréquemment.

L'extrême propreté, la tenue régulière et presque militaire sont d'une haute importance.

La propreté est en quelque sorte une vertu physique et la base de la salubrité. Que les mères ne s'effraient pas de cette tenue militaire ; il ne s'agit plus de convertir les maisons d'éducation en casernes, et de spéculer sur les qualités physiques de leurs enfans, pour les sacrifier à une ambition démesurée. Ce régime militaire était en vigueur, même avant la révolution, dans plusieurs maisons d'éducation ; on y faisait l'exercice, on y faisait l'inspection de tout l'extérieur des élèves pour surveiller leur habillement, la propreté et la régularité de leur tenue; ils s'habituaient par-là à veiller sur eux-mêmes, à se régulariser en tout, à se conformer à l'ordre, et aujourd'hui plusieurs recueillent les fruits de ces sages institutions.

Je ne puis m'empêcher de rapporter ici les termes mêmes du statut et des réglemens de l'ancienne Université relatifs à la propreté :

« Les maîtres doivent prendre soin que leurs » disciples n'aient rien dans leur extérieur de » malpropre, de rebutant, ni de grossier ; que » dans leurs vêtemens ils ne fassent point pa- » raître une négligence marquée; qu'on ne » leur voie point des habits déchirés, des che-

» veux mal peignés, des mains sales ; car on » doit s'appliquer non-seulement à leur donner » le bon goût de la littérature et des sciences, » mais aussi à leur apprendre la politesse et le » savoir-vivre, qui sont si nécessaires pour la » société et le commerce de la vie ; d'un autre » côté il ne faut pas souffrir que les jeunes » gens donnent dans le luxe et le faste des ha- » bits, ni qu'ils affectent de porter des che- » veux frisés avec trop de soin et trop d'art, » comme dans le monde. »

« Rien n'est plus sage, (dit encore *Rollin*), » que ce réglement, qui commande d'éviter » les deux extrémités également vicieuses ; il » ne faut point souffrir dans les écoliers au- » cune affectation de parure, et encore moins » ces airs de petits-maîtres, par lesquels ils » prétendent quelquefois se distinguer. »

(Traité des Études, tom. 4.)

CHAPITRE IV.

Des Repas.

Les enfans ayant besoin d'une fréquente réfection, à cause de leur croissance et de la rapidité de leur mouvement vital, doivent prendre des alimens plusieurs fois par jour, avec la mesure, néanmoins, et la modération qui conviennent à la tempérance, l'un des plus sûrs élémens de la santé.

Au collége, chacun sait que les alimens doivent être très-simples, mais la nourriture doit être saine, solide et réglée, comme le recommande *Rollin.*

Les repas, au collége, doivent se composer du déjeuner, du dîner, du goûter et du souper.

Je ne partagerai pas encore ici l'opinion de l'auteur anglais, qui veut que les repas des enfans ne soient pas fixés à une certaine heure réglée, mais qu'on en change le moment tous les jours ; il appuie ce conseil sur ce qu'il est dangereux d'habituer l'estomac à prendre sa réfection toujours à une heure constante, parce que, dans le cas de dérangement d'heure, il souffre bien davantage. Cette mesure ne peut guères convenir qu'à des hommes faits et robustes ; elle n'est pas applicable à des enfans qui ont besoin de réparer plus souvent et d'une manière plus régulière les pertes qu'ils font. Dans un collége tout doit être réglé et coordonné de manière qu'il n'y ait jamais de dérangement dans la fixation des heures pour les différens exercices de la journée.

On ne doit jamais tolérer que des enfans mangent entre les repas ; l'intervalle qui les sépare ne doit pas excéder quatre heures. Examinons successivement ces quatre repas.

Le Déjeuner.

Le déjeuner, fixé dans toutes les saisons environ deux heures après le lever, se compose ordinairement, et avec assez de raison, de pain sec, que l'appétit assaisonne à merveille. Dans le temps de froid rigoureux on pourrait permettre à quelques enfans délicats d'y ajouter un peu de lait, de bouillon, chauds, ou d'eau sucrée ; un peu de chocolat cru, mais jamais de viande, sur-tout de charcuterie.

Dans la saison des fruits rouges on doit les permettre à tous les enfans, principalement les cerises et les groseilles. Loke conseille également les fraises, mais ce fruit ne peut guère être donné au collége; il est beaucoup moins sain que les deux autres espèces, et il faut, pour le rendre plus facile à digérer, une quantité de sucre qu'il n'est pas toujours facile de se procurer. On doit permettre avec beaucoup plus de réserve les prunes et les abricots.

Les poires, les pommes, les raisins et les noix n'ont guère atteint leur maturité qu'à l'époque des vacances ; c'est aux parens, chargés alors de la surveillance de leurs enfans, de permettre ou de restreindre l'usage de ces fruits, suivant les circonstances, avec la prudence et la mesure convenables.

Malgré les précieux travaux de *MM. Robiquet*, *Bérard*, *Braconnot* et autres chimistes distingués, il manque encore à la science une analyse comparative exacte des fruits comestibles et des plantes potagères faites à différentes époques, pendant et après leur maturation. On sait bien que les fruits rouges contiennent beaucoup d'acide malique, et que, lorsqu'on les conseille en abondance, on recommande par-là l'usage d'une grande quantité de liquides acidulés, toujours très-agréables dans les saisons chaudes, et très-propres à prévenir ou à combattre les maladies qui règnent pendant ces saisons; mais on n'a pas encore découvert, dans les fruits dont les médecins permettent l'usage avec plus de réserve, tels que les abricots, les prunes et quelques autres, s'ils contenaient une matière extractive qui dût être irritante ou purgative. L'expérience pathologique, si je puis m'exprimer ainsi, paraît avoir prononcé depuis long-temps sur ce point. Ces fruits incommodent en général plus que les autres, ainsi que certains légumes, tels que les petits pois, que beaucoup de personnes ne peuvent pas supporter, sur-tout dans leur primeur. Il serait digne du talent des *Vauquelin*, des

Thénard, des *Orfila*, des *Henri*, des *Robiquet*, des *Pelletier*, de faire une analyse exacte comparative de ces substances alimentaires, dont l'usage journalier intéresse tout le monde.

Je condamne également, avec l'auteur anglais, les confitures, les marmelades, les raisinets de toute espèce, et toutes les pâtisseries renfermant des substances muqueuses et sucrées : rien n'est plus propre à déranger et à détériorer les jeunes estomacs.

Au déjeuner et au goûter, l'eau pure, bien limpide et de bonne nature, est très-propre pour étancher la soif ; on ne doit pas permettre, autant que possible, que les enfans mangent sans boire ; et ce n'est pas lorsqu'ils sont tout suans et haletans, au sortir de leurs jeux, qu'on doit jamais leur permettre d'aller se désaltérer.

Je trouve qu'il est beaucoup plus sage, pour être à portée de faire suivre tous ces conseils, de faire déjeuner et goûter les enfans au réfectoire, sous les yeux de leurs maîtres ; sans cette précaution, beaucoup d'enfans aiment mieux jouer que de manger, ils gardent leur pain pour le manger en cachette pendant les études, lorsqu'ils sont obligés de travailler, et que leur digestion peut être dérangée par les efforts de leur intelligence.

Du Dîner.

Le dîner, l'un des principaux repas de la journée, qui, dans les mœurs des modernes, correspond au repas des anciens, appelé chez les Grecs, αριστον, et chez les Romains, *prandium*, doit être placé, dans un collége bien réglé, quatre heures environ après le déjeuner. Il doit être composé de potage, de viande bouillie, d'un second plat de viande et d'un plat de légumes pour les élèves qui ont passé leur quatorzième année. Je pense que la soupe, le bœuf et un plat de légumes pourraient suffire pour les élèves qui n'ont pas passé leur douzième année.

La soupe doit toujours être faite avec du bœuf de la meilleure qualité; les bouchers qui fournissent les colléges ont assez d'avantages pour donner ce qu'il y a de meilleur. On doit y ajouter la quantité de légumes convenable pour donner au bouillon la saveur nécessaire à la facilité de la digestion, mais on ne doit jamais assaisonner trop fortement ni épicer les mets destinés aux élèves; il est toujours fâcheux de les habituer aux épices.

Loke, à ce sujet, s'exprime ainsi avec raison :

« Pour les épiceries et les autres choses » propres à échauffer le sang, il faut s'en » passer absolument. On doit avoir soin aussi » de ne mettre pas beaucoup de sel dans les » viandes destinées aux enfans, et de ne les » point accoutumer à des viandes d'un goût » piquant et relevé; notre palais aime dans » les viandes le goût auquel il s'accoutume » d'abord; et outre que l'usage immodéré du » sel irrite la soif et fait boire excessivement, » il produit plusieurs autres mauvais effets » dans le corps. » Tels que des irritations inflammatoires de l'estomac et des intestins, comme je l'ai observé plusieurs fois.

La soupe que l'on sert au collége doit être bien trempée avec du pain de bonne qualité; on doit la servir avec les légumes qu'on y a fait cuire; le bouillon a dû être convenablement dégraissé, autrement il serait trop difficile à digérer pour l'estomac de certains enfans, sur-tout de ceux dont la constitution est lymphatique et molle.

On doit, de temps en temps, sur-tout pendant les chaleurs de l'été, substituer aux soupes les potages faits avec les différentes fécules, ils sont bien plus légers et plus faciles à digérer.

Je suis très-loin d'approuver l'usage suivi dans quelques cuisines de collége, de plonger la viande sortant de la marmite dans l'eau froide pour la couper plus facilement. Je ne vois dans cet usage qu'un avantage pour favoriser la paresse ou la maladresse du cuisinier; par ce moyen la viande se durcit, se refroidit, prend une teinte noire, dégoûtante, et est moins facile à digérer.

Après le bœuf on sert ordinairement, dans les colléges, des ragoûts composés d'un mélange de viandes de toute espèce avec des légumes; le tout est cuit dans des graisses ou dans des roux plus ou moins forts. Il faut avouer que ces mets ne sont pas salubres et sont d'un mauvais choix; les élèves s'en dégoûtent très-facilement et ne veulent pas manger. Si le besoin n'est pas satisfait, il arrive alors qu'ils ont recours, entre les repas, à des friandises ou à d'autres alimens plus ou moins mal choisis. Il serait beaucoup plus simple, beaucoup plus sain et bien moins dispendieux, de leur donner des viandes grillées ou rôties, des tranches de bœuf sur le gril, des tranches de veau ou de mouton; quelquefois, en hiver, celles de porc frais pour les plus grands et les plus forts. Les viandes quelconques mises sur le gril plaisent toujours davantage et sont beaucoup plus saines. Si on veut y joindre des légumes, il n'est pas nécessaire de les mélanger avec les viandes, et encore bien moins de les faire cuire dans des graisses mal choisies.

Le choix des légumes doit être déterminé par la saison dans laquelle on peut se les procurer plus facilement. Pendant l'hiver, les légumes farineux, haricots, lentilles, pommes de terre, pois secs, salsifis, seront donnés de préférence, et conviendront mieux que pendant les saisons chaudes. Pendant le cours de ces dernières, au contraire, les plantes potagères seront de beaucoup préférables : les asperges, les petits-pois, les artichauts, les choux-fleurs, les épinards, la chicorée, la laitue, voilà les meilleurs légumes. On peut y joindre aussi toutes les salades connues ; elles plaisent toujours beaucoup dans les chaleurs, pourvu qu'elles ne soient ni trop salées, ni trop poivrées, qu'elles soient faites avec des huiles de très-bonne qualité. C'est encore le paternel *Rollin* qui le recommande. (*Traité des Études*, tom. 4, pag. 524.)

Du Goûter.

Le goûter, εσπερισμα, ou δειλινον des Grecs, *merenda* des Latins, est le repas intermédiaire au dîner et au souper ; il doit être léger, et composé de pain simplement avec quelques fruits dans la saison, sur-tout de fruits rouges. On doit prendre les mêmes précautions qu'au déjeuner pour proscrire les friandises malsaines, et forcer de boire ceux qui mangent beaucoup de pain et dont la digestion est un peu laborieuse.

Du Souper.

Le souper, désigné dans Homère sous le nom de δειπνον ou δορπον, *cœna* des Latins, est le repas du soir chez les modernes. Pour cette raison, il doit être plus léger que les autres repas; les alimens qui le composent doivent être choisis d'une manière particulière; il doit être placé quatre heures après le goûter environ. On pourrait se contenter de servir aux enfans qui n'ont pas encore passé leur dixième année, des potages, ou des légumes au gras ou au maigre, avec quelques fruits, du fromage de bonne qualité, pas trop fermenté, ni d'un haut goût : ceux de Hollande et de Gruyère me paraissent préférables.

Les enfans qui ont atteint leur douzième année ont besoin de viande. Le soir, elle doit toujours être grillée, rôtie, ou cuite au four; mais jamais on ne doit servir de ragoûts. Les viandes préférables pour ce repas sont le veau, le mouton, le bœuf, le dindon, le jeune lapin.

On doit proscrire pour le souper les viandes grasses, noires et huileuses, telles que le cochon, l'oie, le lièvre, le pigeon, les canards sauvages ; on s'exposerait à donner des indigestions et à troubler le repos de la nuit, et à des accidens ultérieurs plus graves. Je crois devoir dire ici qu'il est important de ne pas faire coucher les enfans presque immédiatement après le souper, comme je l'ai vu pratiquer ; j'ai observé qu'il en résultait toujours des dérangemens dans la digestion et des insomnies incommodes ; la récréation est nécessaire après ce repas comme après le dîner.

Des Boissons.

Platon était d'avis que les enfans ne goûtassent point de vin avant l'âge de dix-huit ans :

Αρ' οὐ νομοθετήσομεν, πρῶτον μὲν τους παιδας μέχρις ἐτων οκτοκαιδικα τοπαράπαν οἴνου μὴ γεύεσθαι. (Lib. II, *De Legibus.*)

Je ne pense pas qu'on puisse au collége suivre ce précepte dans toute sa rigueur ; on en tient compte, et avec raison, en grande partie, en ne donnant qu'un mélange d'eau et de vin, connu sous le nom d'abondance, c'est-à-dire un tiers de vin sur deux tiers d'eau. Ce mélange est nécessaire pour corriger la crudité et même la qualité peu louable de certaines eaux. De plus, certains enfans ont besoin d'un léger tonique pour aider leur digestion, et le vin de bonne qualité est le meilleur ; mais je n'entends pas parler des vins spiritueux et excitans des vignobles méridionaux : les vins de la petite Bourgogne ou de l'Orléanais sont préférables. Les colléges situés dans les pays éloignés de ces contrées, et qui ne pourraient pas, sans des frais énormes, en tirer leur provision nécessaire, peuvent user des produits de leurs territoires, en corrigeant la nature de leurs vins par une addition d'eau plus ou moins considérable, suivant le degré de leurs esprits. Toujours est-il très-important que les vins destinés aux enfans soient, comme ceux des malades, sans aucun mélange, nuisible, tel sur-tout que celui de la litharge.

On peut quelquefois, pendant les grandes chaleurs sur-tout, substituer la bière légère au vin : elle est alors assez agréable, et elle convient fort bien à ces enfans un peu cachectiques et atteints du vice scrophuleux. Si elle était trop forte, on peut la mitiger avec de l'eau. Je n'approuverais pas également l'usage du cidre, à moins qu'il ne fût très-passager; cette boisson engendre trop facilement des vers. On pourrait aussi, dans le cas de disette du vin, faire une boisson très-saine et agréable avec des fruits cuits.

L'eau doit toujours être de la meilleure qualité possible. Pour être potable, elle doit bien cuire les légumes et dissoudre facilement le savon. Il est important qu'elle soit conservée dans des réservoirs qui ne puissent lui communiquer aucune fâcheuse qualité. On doit se servir des fontaines filtrantes et des fontaines dépuratoires au charbon, si le cas l'exige.

Réflexions générales sur le régime alimentaire.

Je crois devoir présenter ici quelques considérations générales sur l'influence que le régime alimentaire peut exercer sur l'état physique et sur l'état moral des enfans. Nul doute qu'il n'exerce une action très-appréciable sur les facultés intellectuelles et morales de la plupart des individus. Pythagore, chef d'une institution célèbre, attachait la plus grande importance à cette considération ; aussi avait-il réglé avec le plus grand soin le régime alimentaire de ses disciples et de ses adeptes : la diète végétale était prescrite dans toute sa rigueur à ceux qui voulaient atteindre la perfection morale ; les œufs, et tous les poissons, soit maritimes, soit fluviatiles, leur étaient interdits. Or il a été observé par un grand nombre de praticiens éclairés, que ces substances, sur-tout les poissons salés, tels que la morue, dont on fait un usage abondant dans les colléges, avaient des propriétés aphrodisiaques très-marquées, probablement à cause du phosphore contenu dans la chair de ces animaux. On a observé encore que les peuples qui ne vivent que de poissons sont bien plus précoces dans leur puberté que les autres, et bien plus portés à en faire abus. Si l'on nourrit pendant trop long-temps des adolescens avec ces substances, sur-tout aux approches du printemps, on court le risque de les exposer à des influences dont ils ont trop de peine à se rendre maîtres. Les chefs d'institution sages et éclairés doivent s'entendre avec les médecins attachés à leurs maisons, pour modifier et mesurer convenablement l'usage de ces substances suivant l'exigence des cas, dans l'intérêt même de la morale.

A la bonne nourriture on doit joindre la propreté, qui en relève le prix et en fait l'assaisonnement; il faut que le linge soit blanc, et la vaisselle bien écurée. Chaque pensionnaire doit être muni de son couvert et de sa timbale d'argent. Les salles où l'on mange doivent être balayées régulièrement tous les jours après chaque repas. Un principal de collége ne peut pas regarder cette propreté comme indigne de sessoins, il faut qu'il puisse dire de lui-même ce que nous lisons dans Horace.

Hæc ego procurare, et idoneus imperor, et non
Invitus, ne turpe toral, ne sordida mappa
Corruget nares, ne non et cantharus et lanx
Ostendat tibi te. (*Epist.* v, *lib.* I.)

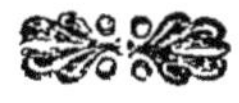

CHAPITRE V.

De la Gymnastique et des Exercices corporels.

A la vue de ce titre, *de la Gymnastique*, quelques personnes peut-être vont demander si je prétends faire de leurs enfans des athlètes, des faiseurs de tours de force, et si, pour les rendre hommes d'État, magistrats, médecins ou avocats, je crois nécessaire de leur apprendre à grimper au sommet d'un mât, à monter à une corde nouée, à marcher d'un pas ferme sur une poutre isolée, comme des pompiers. A cette question, je répondrai que mon but principal n'est pas celui qu'on veut bien supposer ; mais je dirai aussi que si l'on pouvait joindre la force, l'adresse, et la vigueur du corps à la valeur de l'esprit, je ne vois pas ce dont on pourrait se plaindre. Ce n'est pas une gymnastique d'athlète ni de mousse que je voudrais voir établie et régularisée dans un collége ; c'est une gymnastique convenable à l'âge, à la force et à l'état des enfans placés dans une maison d'éducation plutôt pour une destination morale que pour un but physique et purement matériel.

Enfin, je citerai textuellement, pour ma défense, et pour motiver ce chapitre, l'opinion d'un maître en matière d'éducation, qu'on n'accusera pas d'être un novateur. Lorsque je l'aurai nommé, je n'aurai pas besoin, je crois, d'autre justification. Voici comme il s'exprimait, en 1686 :

« ..... Jusqu'ici je n'ai parlé que des études » qui servent à perfectionner l'âme en for- » mant l'esprit et les mœurs. Il faut dire » aussi quelque chose de celles qui pourraient » servir au corps, puisqu'après notre âme » il n'y a rien qui nous doive être aussi pré- » cieux que cette autre partie de nous-même, » et que l'union étroite de l'une et de l'autre » fait que l'âme n'est point en état de bien » agir, si le corps n'est bien disposé. Je sais » que cette sorte d'étude n'est point en usage » parmi nous. On connaît assez les biens du » corps, la force, la santé, la beauté ; mais

» on croit qu'il faut que la nature nous les » donne; l'art de les acquérir est tellement » oublié, que s'il n'était certain que les an- » ciens l'avaient trouvé et l'avaient poussé à » une grande perfection, peut-être ne croi- » rait-on pas qu'il fût possible. C'est à tort » que les Grecs nommaient gymnastique ce » qui consistait principalement dans l'exer- » cice du corps; c'est pourquoi il est hors de » mon sujet, car je n'ai pas entrepris tout » ce qui regarde l'éducation de la jeunesse, » mais seulement les études. Je laisserai donc » ce traité des exercices à celui qui en sera » mieux instruit que moi, et je me conten- » terai de parler des connaissances qui ser- » vent à entretenir la santé : je ne leur donne » pas le nom de médecine, parce que nous » l'appliquons à un art long et difficile qui » occupe les hommes toute leur vie, au lieu » que ce que j'entends ici par cette étude » nécessaire à tout le monde, sont seulement » certains préceptes simples et faciles pour » augmenter et entretenir la santé. »

C'était le précepteur des fils du prince de Conti, des ducs de Bourgogne, d'Anjou et de Berry, en un mot le digne coopérateur de Fénélon, *Claude Fleury*, qui parlait ainsi.

Nul doute que la gymnastique n'ait une influence très-grande et très-heureuse, quand elle est bien dirigée, sur la santé et sur les mœurs. Dans le sujet que j'ai entrepris de traiter, je ne devais pas l'omettre. Doit-on se contenter, dans les colléges, des exercices choisis au gré des enfans, ou doit-on, tout en les laissant subsister, y ajouter une gymnastique régulière? Telle est la question que je me propose d'examiner. Si j'en appelle d'abord au témoignage des anciens, nul doute que chez eux la gymnastique régulière n'entrât dans leurs plans d'éducation comme partie essentielle. Les œuvres de Xénophon, la législation de Lycurgue, les lois de Platon et de Pythagore, en font foi. Ces grands hommes, sur-tout Aristote et Platon, attachaient tant d'importance à cet art, que dans plusieurs endroits de leurs écrits ils soutiennent qu'un état privé d'institutions de ce genre est essentiellement défectueux et mal constitué. Dans les premiers temps de la civilisation, la force musculaire commandait le respect et appelait les hommages ; elle était alors la sauvegarde des familles et la protectrice des nations ; une stature haute, des bras vigoureux et bien nourris, ont été chantés par Homère comme un présent des Dieux.

On ne tarda pas à reconnaître, dans l'antiquité, que les exercices gymnastiques, destinés, dans l'origine à servir d'apprentissage pour l'art militaire, avaient la plus heureuse influence sur le maintien de la santé. Les colléges dans lesquels ils s'enseignaient portaient le nom de Gymnases. On les y cultivait sous trois points de vue : 1°. Pour endurcir les jeunes citoyens aux fatigues de la guerre ; aussi portaient-ils sans peine des armes qui pesaient au moins le double des nôtres.

2°. Pour fortifier la santé, et pour le rétablissement des malades : Hérodicus de Selymbre, de qui Hippocrate avait appris la médecine, et qui était lui-même à la tête d'un Gymnase, observant combien ses élèves étaient en général robustes et bien portans, conçut l'idée de faire servir la gymnastique à la médecine, et posa le premier les règles de ce genre de traitement.

3°. Pour former des athlètes doués de la plus grande force dont le corps humain soit susceptible ; mais comme les professeurs et les élèves de ce dernier genre de gymnastique se livraient à toutes sortes de débauche, ils tombèrent bientôt dans le mépris ; et les plus grands observateurs de l'antiquité, *Euripide, Sénèque, Gallien*, en parlent comme faisant l'opprobre de la Grèce et de l'Italie, tandis qu'ils font les plus grands éloges de la gymnastique militaire et médicale.

La gymnastique des Anciens avait encore ce grand avantage, qu'elle exigeait nécessairement, de la part de ceux qu'on y exerçait, beaucoup de sobriété et de tempérance.

» Qui studet optatam cursu contingere metam,
» Multa tulit fecitque puer; sudavit et alsit;
» Abstinuit venere et vino.

HOR., *de Arte poet.*

Parmi nous, il est moins important d'exposer l'art de la gymnastique uniquement pour développer la force physique que pour d'autres avantages plus réels. Ainsi, dans une maison d'éducation, je regarde la gymnastique comme exerçant une très-heureuse influence sur les mœurs et sur la santé. Si, parmi nous, il n'est pas besoin de chercher à faire de nos enfans des athlètes qui remportent le prix de la course, du pugilat et de la lutte, il est toujours très-important d'employer tous les moyens possibles pour aider et favoriser le développement de leurs forces physiques, et, ce qui est plus précieux encore, pour leur apprendre de bonne heure à vaincre par l'exercice ces funestes habitudes d'indolence qui les relâchent, les énervent et les anéantissent.

Il est des exercices que je placerais ici en première ligne, et que je recommanderais comme un objet très-utile d'enseignement public, si je ne craignais pas d'effrayer les mères encore toutes tremblantes sur l'abus qu'une ambition effrénée en fit faire aux enfans de la génération dernière : je veux parler des exercices militaires. Plusieurs maisons d'éducation, comme je l'ai dit déjà, étaient jadis sur le pied militaire, et on s'y livrait à tous les exercices de cet art.

Les élèves portaient l'uniforme, ils marchaient au son du tambour et de la musique, ils maniaient les armes avec toutes les précautions convenables à leur âge; leur tenue était sévère, régulière; les moindres infractions étaient aussi punies militairement; et, par cette sage mesure, on les prémunissait contre le prestige d'une profession presque toujours séduisante pour des jeunes gens qui, dans l'intérêt de leur patrie, ne peuvent pas tous être appelés à l'embrasser. Ils profitaient de tous les avantages de ce régime, en même temps qu'on les mettait en garde, par ses institutions mêmes, contre les dangers de son influence. Enfin, si, dans de grands revers, la patrie avait besoin d'appeler ses enfans à sa défense, ils ne seraient pas tout-à-fait inhabiles à manier la lance et l'épée.

Si l'on redoute l'institution des exercices militaires pour le temps présent, si l'on veut attendre encore, il est d'autres exercices qui formeront une gymnastique plus paisible en quelque sorte, et qui doit être de tous les temps et de tous les pays: je veux parler de la gymnastique instituée dans les temps modernes. Les premiers essais de ces établissemens ont été faits à *Schnepfenthal* (en Saxe), en 1786, dans l'institut de M. Salzmann. Depuis cette époque, ils se sont multipliés dans la Suède, la Prusse, le Danemarck, l'Allemagne et la Suisse. MM. Pestalozzi, Fellemberg, John et Clias ont donné un grand développement à cet établissement. M. Amoros, ancien conseiller de Charles IV, avait dirigé, en Espagne, avec le plus grand succès, un institut fondé d'après les principes de Pestalozzi. En 1815, quelques essais d'exercices gymnastiques furent tentés dans l'Institut académique des nations européennes à Paris, et M. Amoros, devenu citoyen français, s'empressa d'offrir à sa nouvelle patrie les fruits de son expérience dans cet art.

Je ne demanderais pas qu'on instituât dans un collége les exercices tels que M. Amoros les a institués dans son gymnase militaire, ni qu'on imitât en tout point l'institution de M. Duvillard, à Genève, et qu'on fît dresser un grand nombre de machines, d'échelles, de cordes, de mâts, de portiques, de poutres suspendues : tous ces exercices sont bons pour des militaires et pour des pompiers, plus forts et plus vigoureux que des écoliers; mais je désirerais qu'on instituât pour ces derniers les exercices de la gymnastique moderne, appelés exercices élémentaires; ils sont tous à leur portée et faciles à régulariser; il faudrait leur consacrer un temps donné; personne ne devrait en être exempté, à moins de motifs très-valables. On aurait par-là l'avantage de faire prendre de l'exercice à des enfans que souvent la paresse et l'indolence empêchent de remuer; et, dans ce cas, ils se laissent aller à des idées sombres et mélancoliques, et ils retombent sur eux-mêmes pour se livrer à de funestes penchans, qui détruisent leurs facultés physiques et intellectuelles, et les conduisent à une complète imbécillité.

Ces exercices, pour être rendus plus faciles, plus attrayans et plus profitables, doivent être réglés par des chants. Les élèves, avant de s'y livrer, chantent en mesure une strophe dont les paroles sont appropriées au mouvemens qu'ils doivent exécuter; ils marquent en même temps la cadence et le rhythme; ils donnent plus de précision et de régularité à tous leurs mouvemens; l'émulation est excitée, la fatigue de l'exercice est neutralisée, et, je ne crains pas d'être démenti, lorsque ces chants sont sur un ton mâle et noble, ils élèvent l'âme et l'affermissent. On retrouve là les grands avantages d'une musique choisie, dont les anciens savaient si bien profiter dans l'éducation; mais aussi c'est avec le plus grand soin qu'on doit éloigner de ces chants les accens efféminés, attendrissans et voluptueux : on sent quelles funestes conséquences leur impression pourrait produire ; on ne pourrait plus dire avec Aristote : l'harmonie est belle, plus qu'humaine, céleste, de nature divine; on ne pourrait plus, avec le sage Plutarque, définir la musique : l'art vénérable et aux Dieux agréable.

Les exercices que je conseillerais dans un collége sont appelés exercices élémentaires dans les gymnases modernes. La plupart ont été décrits avec beaucoup de détails dans l'intéressant ouvrage de M. Londe sur la gymnastique médicale.

Ils consistent :

1°. Dans des marches et des évolutions diverses réglées par des chants.

2°. Dans des exercices exécutés par des élèves

placés sur une même ligne, et consistant, pour les bras, dans des mouvemens de projection en avant et en arrière, d'élévation et d'abaissement alternatifs, et de circumductions. Dans les premiers, les bras sont portés horizontalement en avant, et tellement dans la supination, que la face palmaire de la main, qui doit être fermée, devienne supérieure; dans les autres, les bras sont portés en haut, la main fermée, et la face palmaire dirigée en avant; enfin, dans les derniers, tout le membre décrit avec vitesse un cône, dont la base répond à l'extrémité des doigts, et le sommet à l'articulation des bras avec l'épaule.

Pour les membres inférieurs, ce sont des *piaffes*, espèces de sautillemens sur place, exécutés de trois manières différentes, et dans lesquels la flexion de la cuisse sur le tronc doit être telle que les genoux viennent presque frapper l'épaule correspondant.

Ce sont ensuite différentes espèces de courses : dans l'une, les coureurs, libres et sans fardeaux, franchissent un espace donné, appelé le stade, tournent leurs bornes respectives, et reviennent au point de départ; dans une autre, ils fournissent la même carrière, en portant dans chaque main un sac rempli de sable, du poids de quatre, six, huit ou dix livres; dans une troisième, ils portent sur le dos des hottes fixées à leurs épaules par le moyen de lanières de cuir; enfin, les courses se font en spirale, et même à reculons. Cette dernière espèce de courses, qui n'accélère pas autant que les précédentes les phénomènes respiratoires, fait porter en arrière les membres thoraciques, reporte les épaules dans cette dernière direction, rend plus saillante la partie antérieure de la poitrine, et contribue beaucoup à corriger sa mauvaise conformation.

C'est ici le cas de parler des moyens de gymnastique médicale qui peuvent servir à combattre efficacement les vices de conformation pectorale, quand on les attaque de bonne heure. On doit d'abord être bien convaincu que, le plus souvent, ces défauts de conformation dépendent sur-tout du vice des puissances musculaires mal équilibrées dans leur action, et de la prépondérance exagérée des muscles antagonistes sur leurs congénères. Le but qu'on doit se proposer dans le redressement de ce vice est de rétablir l'équilibre d'action et de puissance. Ainsi, dans certains défauts de conformation de la poitrine, qui tiennent à une prépondérance d'action des muscles congénères sur leurs antagonistes, on doit chercher à rétablir l'équilibre par un agent qui exerce sa force sur les deux points opposés. Un moyen fort simple peut être mis en usage d'abord, et peut suffire : il consiste à faire appliquer l'individu contre un mur, de manière à ce que l'occiput et les talons y prennent un point de contact ; on lui met ensuite une canne dans la main, et on l'engage à la porter derrière ses omoplates, en maintenant fortement les deux extrémités, et en cherchant à rapprocher le plus possible les coudes du tronc. Il résulte de cette manœuvre que le thorax se développe en évantail, les omoplates rentrent, et le redressement peut s'opérer en y mettant un peu de persévérance ; on peut joindre aussi à cet exercice celui qui est fort usité en Irlande, et qui paraît y être employé avec succès, surtout pour les jeunes demoiselles ; c'est l'exercice des *Dumb-bells, ou cloches muettes*. Voici la manière de s'y livrer : l'individu, posé dans la station la plus ferme possible, saisit de chaque main un corps pesant quatre, six, huit ou dix livres, suivant le degré de sa force. Ce corps, fait d'un métal pesant, est composé de deux disques unis par une tige de quelques pouces de longueur pour le saisir commodément. (Voy. les fig.) Il rapproche ces deux corps l'un de l'autre à bout de bras, et il les écarte ensuite en même temps le plus qu'il peut, pour les rapprocher et les écarter alternativement pendant un temps donné. Dans cette manœuvre, on sent que les muscles pectoraux doivent acquérir de la force et de la régularité d'action par l'exercice. Cette action musculaire, tendant à donner du développement et de l'ampleur à la cavité pectorale, peut avoir la plus heureuse influence sur les organes qu'elle renferme. Les jeunes demoiselles (pour l'indiquer ici en passant) qui ne peuvent pas se livrer à l'exercice de l'escrime, ou de la natation, qui est bien préférable à l'escrime, peuvent faire usage de ce moyen avec beaucoup de succès.

Ces moyens que je propose pour redresser la taille sont très-simples et nullement dispendieux; mais ils ne peuvent guères convenir que lorsque le défaut de conformation est commençant, léger, et qu'il peut être augmenté par l'inflexion trop prolongée que l'on fait garder aux enfans de l'un et de l'autre sexe, en les faisant écrire sur des tables horizontales et trop basses, ou en les faisant dessiner sur leurs genoux, le dos voûté. Beaucoup de jeunes demoiselles s'exposent à des déviations de la colonne vertébrale et à des déformations très-graves de la cavité pectorale, en dessinant de cette manière. Je ne saurais trop recommander, d'après le sage précepte de M. Hallé, de faire toujours dessiner sur le chevalet avec un appuye-main, comme pour la peinture. Cet excellent conseil préserva plusieurs élèves de l'école de peinture d'affections de poitrine, qui se développaient et s'accroissaient sous l'influence de la mauvaise position qu'on leur faisait prendre. Quand les déviations de la taille sont trop fortes, il vaut mieux ne pas faire entrer dans les colléges les enfans qui en sont affectés; il faut recourir à des moyens orthopédiques plus énergiques et plus artistement calculés pour obtenir l'effet désiré.

C'est ici qu'il est naturel de placer les articles relatifs à d'autres exercices d'une gymnastique à laquelle tous les élèves ne peuvent pas être assujétis indistinctement ; ils doivent offrir, pour s'y livrer avec avantage pour leur santé, diverses conditions qu'il est important d'examiner. Ces exercices sont : la danse, l'escrime et la natation. Nous allons les étudier successivement.

De la Danse et de l'Escrime.

La bonne grâce, dit Rollin, par rapport aux jeunes gens, consiste à se bien présenter, à avoir une contenance assurée et modeste, à marcher d'un air aisé et naturel, à se tenir droit, à faire bien une révérence, à ne point être dans des postures peu décentes, à ne point s'abandonner à une certaine nonchalance. Les maîtres à danser sont utiles pour cela jusqu'à un certain point, et Quintilien approuve qu'on en fasse quelque usage. *Ne illos quidem reprehendendos putem, qui paulùm etiam palæstricis vacaverint.*

Il borne cette étude à fort peu de chose et au simple nécessaire : *Ut recta sint brachia, ne indoctæ rusticæve manus, ne status indecorus, ne quæ in proferendis pedibus inscitia, ne caput, oculique ab aliâ corporis inclinatione dissideant.*

L'escrime et la danse sont deux exercices très-utiles pour développer la force et la vigueur du corps, pour donner de la souplesse et de la grâce à tous ses mouvemens : ils doivent entrer dans le plan d'une bonne éducation physique. Mais je crois qu'ils doivent la compléter vers la fin des études classiques ; à cette époque de dix-sept à dix-huit ans, le corps est mieux formé et peut se livrer à l'escrime sans une extrême fatigue, et sans craindre les accidens qui arrivent quelquefois, lorsqu'on veut faire prendre ces exercices, qui exigent une certaine violence, à des corps dont les parties ne sont point encore assez fermes, telles que les articulations, les ligamens et les épiphyses.

Mais il est un exercice très-salutaire et très-utile pour un grand nombre d'enfans,

1°. sous le rapport des mouvemens régularisés qu'il exige, et sous le rapport de l'influence du milieu dans lequel on le prend; je veux parler de la natation.

L'exercice de l'équitation, très-salutaire et très-propre au développement des forces physiques, ne se prend guère dans la plupart des colléges : quelques-uns, situés dans la campagne, peuvent offrir cet avantage; mais on ne peut guère faire commencer l'exercice de l'équitation avant seize à dix-sept ans. Je reviens à la natation. Les Anciens ont paru attacher beaucoup plus d'importance à cet exercice qu'à l'équitation.

De la Natation.

Je conseille l'exercice de la natation au collége, parce qu'il produit sur la santé de certains enfans une influence souvent nécessaire, et qu'il faut rechercher. Il n'a ensuite aucun des inconvéniens des autres exercices pris trop tôt, pourvu cependant qu'on y mette toute la mesure convenable. Cet exercice a toujours fait une partie essentielle de l'éducation. Un proverbe vulgaire a consacré l'importance extrême que les Anciens y attachaient : ces mots, *nec litteras didicit, nec natare*, exprimaient l'ignorance la plus profonde et le mépris qu'elle méritait. La natation était aussi fort en honneur chez les anciens Francs, et c'est par l'épithète de nageur que *Sidonius Apollinaris* les distinguait des barbares.

> .... Vincitur illic
> Cursu Herulus, Chunnus jaculis, Francusque natatu,
> Sauromata Clypeo, Salius pede, falce Gelonus.

Mon but n'est point de donner ici une théorie complète de l'art du nageur, mais de faire connaître quels sont les avantages de la natation dans l'éducation physique.

Je sais que dans quelques maisons d'éducation les chefs chargés de les diriger ont une grande répugnance pour cet exercice; ils croient y voir des dangers pour les mœurs, ils préfèrent les bains chauds isolés dans des baignoires. S'il y avait dans l'étude de la natation des dangers réels pour les mœurs, je serais de leur avis ; mais il ne peut pas y en avoir quand on sait prendre les précautions convenables sous le rapport de la décence et de la surveillance. Je puis même affirmer qu'il y en a moins, lorsqu'elles sont bien prises, que dans des baignoires isolées, où chaque élève ne peut pas avoir un surveillant. L'enfant qui est plongé dans l'eau froide, et forcé de nager, ne songe pas au mal; il y songe bien plus dans l'isolement, il y est bien plus excité par l'influence de l'eau chaude. Les bains chauds ne sont bons au collége que pour les malades, que l'on ne quitte pas un seul instant.

A quel âge doit-on commencer à se livrer à l'exercice de la natation?

Quels sont les sujets qui doivent s'y livrer? quels sont ceux qu'on doit en éloigner?

Quelles sont les précautions à prendre pour s'y livrer?

Telles sont les questions que je me propose d'examiner successivement.

On peut nager presque à tout âge. Ne voit-on pas sur les bords de la mer, des fleuves et des rivières, des enfans savoir nager dès l'âge le plus tendre, surtout chez les nègres. Il n'en est pas ainsi au sein des villes, il faut étudier cet art. Je ne pense pas qu'on puisse s'y livrer dans une maison d'éducation avant l'âge de dix à douze ans. A cet âge, l'élève comprend mieux les mouvemens ; il a moins peur de l'eau, et les impressions du milieu dans lequel il s'exerce sont moins vivement senties : il a plus d'énergie aussi pour résister au passage brusque d'une température à l'autre.

A cet âge encore, chez beaucoup d'enfans affectés du vice scrophuleux, la taille prend une mauvaise direction, quelquefois un membre semble s'atrophier, perdre sa vigueur et sa nutrition : l'exercice de la natation remédiera très-bien à ces accidens. Le célèbre professeur Hallé l'a conseillé plusieurs fois avec beaucoup de succès, à de jeunes demoiselles, et il a remarqué qu'il était bien préférable, dans ce cas, à l'escrime. Dans la natation, l'exercice de tous les membres est parfaitement équilibré, l'un ne gagne pas aux dépens de l'autre, et l'influence du milieu dans lequel on prend l'exercice ajoute singulièrement à son efficacité : sous ce dernier point de vue la natation dans la mer est encore bien préférable pour les sujets scrophuleux et cachectiques.

Quant aux précautions à prendre pour l'exercice de la natation, elles doivent être relatives à la décence, aux mœurs, et à la sûreté de la vie. Je n'ai pas besoin de recommander que les élèves ne soient jamais nus ; les leçons ne doivent être confiées qu'à des maîtres nageurs très-habiles, doués d'une prudence, d'une agilité et d'une force éprouvées. Parmi tous les moyens mécaniques inventés pour soutenir le commençant, la corde, avec les cônes en liège, paraît préférable à tous les autres. (Voy. *Traité de la Natation*. Roger.)

Les précautions relatives à la température sont aussi de la plus grande importance. Il ne s'agit pas de faire des expériences aux dépens de la santé et de la vie des enfans, en cherchant à les habituer à toutes les températures de l'eau : il serait bon qu'ils y fussent faits de bonne heure ; mais notre climat, l'éducation de notre première enfance, les soins et les précautions qu'elles exige, s'opposent à l'institution de cette pratique : il serait impossible de la rendre générale sans les plus grands danger. Ce n'est pas sans coup férir qu'on a voulu suivre indistinctement et sans mesure le précepte de plonger les enfans à peine entrés dans la vie, et encore tout humides du sein maternel, dans des eaux froides et glaciales, où plusieurs ont trouvé de mortelles atteintes.

Bien entendu que dans l'éducation physique, et surtout au collége, l'art de nager ne doit être enseigné que pendant les saisons chaudes. Les mois de juin, de juillet et d'août sont les mois convenables à cet exercice.

Les élèves ne doivent jamais entrer dans l'eau lorsqu'ils sont en sueur, ou lorsque leur digestion est commencée. En général, l'heure la plus convenable pour le bain et la natation serait le matin avant le déjeûner, ou le soir avant le goûter.

Quand un élève sort de l'eau, il doit avoir sur-le-champ un peignoir à sa disposition, ou pour se garantir de l'action trop vive du soleil, qui très-souvent dans ce moment peut causer des érysipèles et des affections cérébrales, ou pour se mettre à l'abri de l'impression d'un air trop frais.

Une précaution importante à prendre dans l'exercice de la natation, consiste à empêcher certains enfans faibles, et dont la poitrine est susceptible d'irritation, de remonter les courans à la nage ; car alors ils sont forcés de faire une grande inspiration pour remplir leurs poumons d'air et faciliter ainsi leur supernatation. Ces inspirations trop fortes et trop souvent répétées, déterminent des hémoptysies.

Précautions à prendre en cas de dangers pendant l'exercice de la natation.

Les dangers qu'on peut redouter pendant l'exercice de la natation sont la syncope et l'asphyxie par submersion. Les précautions à prendre sont les suivantes : Si un élève, en s'exerçant à nager, se trouvait tout-à-coup submergé par une cause quelconque qu'il est impossible de prévoir, les maîtres ou leurs prevôts, ou un des plus forts nageurs, doivent sur-le-champ se jeter à l'eau pour secourir le noyé, et se sacrifier pour le sauver. Lorsqu'il est rapporté sur le bord de l'école, et qu'il offre des symptômes d'asphyxie, on doit sur-le-champ faire appeler le médecin ou le chirurgien du collége, qui devraient toujours l'un ou l'autre être présens pendant les leçons de natation, avec l'infirmier, muni des moyens nécessaires pour administrer les secours les plus prompts.

Voici en quoi ils doivent consister : On enveloppera promptement le noyé d'une large couverture; on le placera à son séant la tête un peu élevée et appuyée sur deux oreillers un peu résistans; sous cette large couverture, on lui fera des frictions sur les diverses parties du corps, d'abord avec une flanelle sèche, et ensuite imbibée de quelque liqueur spiritueuse indistinctement, telle que l'eau de mélisse, l'esprit-de-vin, l'eau vulnéraire camphrée, l'ammoniaque, l'esprit volatil de corne de cerf, l'eau de lavande, le vinaigre antisceptique ou des quatre voleurs. On placera, pour réchauffer le noyé, une brique chaude, couverte d'un linge, sous la plante de ses pieds. On versera dans sa bouche, si on peut l'ouvrir, quelques gouttes de vin chaud, de l'eau-de-vie ou de l'eau de mélisse. Il est surtout très-important de réveiller l'action des muscles inspirateurs et expirateurs avant de recourir à l'insuflation de l'air dans les poumons ; la meilleure manière d'y parvenir est d'introduire le tuyau d'un soufflet dans une des narines, et de comprimer l'autre avec les doigts. On peut, au défaut d'un soufflet, se servir d'un tuyau quelconque, qu'on introduira par la même voie. Il est plus avantageux de chercher d'abord à insufler l'air dans les narines que dans la bouche, parce qu'il parvient ainsi plus facilement dans la trachée artère ; d'ailleurs, beaucoup de noyés ont la bouche fermée par la convulsion des muscles de la mâchoire inférieure, et l'on ne peut la leur ouvrir sans une extrême violence.

On chatouillera le dedans des narines et de la gorge avec les barbes d'une plume, et on tâchera de les irriter avec les émanations de l'ammoniaque ou en promenant sous le nez une alumette brûlante.

Dès que le noyé aura recouvré le mouvement de déglutition, on en profitera pour lui faire avaler quelques petites cuillerées d'une liqueur spiritueuse, d'eau de mélisse, ou de bon vin chaud. Quelquefois le noyé garde ces liquides dans sa bouche plus ou moins de temps, et finit par les avaler. Il faut toujours observer de ne pas trop la lui remplir, jusqu'à ce que le mouvement de déglutition soit bien rétabli; sans cette précaution on courrait risque de faire refluer dans la trachée-artère le liquide qu'on voudrait donner en boisson.

On ajoutera à tous ces moyens les lavemens irritans purgatifs préparés avec le séné mondé, le vin émétique trouble, ou simplement le sel de cuisine et le vinaigre. On doit être muni d'un appareil nécessaire, pour introduire dans le gros intestin la fumée de tabac; mais ce moyen, d'après le judicieux conseil de M. *Orfila*, doit être le dernier, et en quelque sorte une ressource désespérée, à cause de l'action stupéfiante du tabac, qui aggraverait encore l'asphyxie.

L'école de natation d'un collége doit toujours être munie des objets suivans, pour les secours à donner aux asphyxiés par submersion :

1°. Deux brancards sanglés pour le transport des malades;

2°. Deux couvertures en laine ;

3°. Une boîte contenant deux bonnets,

six frottoirs en laine, plusieurs morceaux de flanelle, six serviettes pour essuyer, et deux brosses fines;

4°. Un grand tambour de lingère pour faire chauffer les frottoirs et les morceaux de flanelle, lequel pourra servir de boîte;

5°. Un briquet phosphorique garni;

6°. Une lampe à esprit-de-vin, pour les cas où l'on manquerait de bois, et une bouteille d'esprit-de-vin;

7°. Un soufflet à double vent pour souffler dans les poumons, dont le canon réponde à l'embouchure de la canule à bouche, ou tube laryngien, et à l'évasement de l'extrémité externe des sondes de gomme élastique;

8°. Deux canules, ou tubes laryngiens en bois, coniques, de huit pouces de long, ouverts aux deux extrémités, un peu recourbés par leur bout le plus mince, dont l'un un peu évasé à sa grosse extrémité pour s'adapter au soufflet, et l'autre avec cette extrémité arrondie pour souffler avec la bouche;

9°. Deux sondes de gomme élastique de dix pouces de long, ou algalies avec leur stylet;

10°. La machine fumigatoire de *Pia*, avec

son soufflet à double vent, et deux tuyaux de cuir à sa mesure, terminés chacun par une canule;

11°. Une livre de bon tabac à fumer;

12°. Une seringue à lavement avec sa canule, un morceau de savon et une poignée de chanvre;

13°. Une livre de séné, et autant de sel de cuisine;

14°. Une petite seringue à injections;

15°. Deux curettes de diverse grandeur, terminées par un bouton;

16°. Deux fils de laiton ayant un anneau à une extrémité, et un bouton à l'autre;

17°. Plusieurs plumes à longue barbe;

18°. Une boite de poudre sternutatoire (marjolaine ℨ vj, ellébore ℨ ij) avec un soufflet à spirale pour les administrer;

19°. Un flacon d'ammoniaque liquide, un autre de vinaigre radical, et un troisième d'eau dite des Carmes, du *Codex*;

20°. Une bouteille d'eau-de-vie camphrée, animée (bonne eau-de-vie, une livre, camphre ℨ ij, ammoniaque caustique ℥ ß);

21°. Une bouteille de vin vieux de Bordeaux;

22°. Une cuiller de fer étamé, présentant un levier à l'autre extrémité; un plat et une tasse de la même matière ;

23°. Des morceaux de liége taillés en manière de coin, de différente grandeur et épaisseur ;

24°. Une boite de paquets d'émétique de trois grains chaque.

Pour les secours extraordinaires.

1°. Un soufflet apodopnique ;

2°. Une petite canule d'argent à deux anneaux, pour la bronchotomie ;

3°. Quatre ventouses en verre;

4°. Un bouton de fer, ou cautère actuel ;

5°. Quatre bandes à saignée, autant de compresses, de la filasse, et des étoupes en suffisante quantité ;

L'emploi de tous ces moyens de secours doit être confié à des hommes de l'art instruits, qui devront en faire valoir et en modifier l'application suivant l'exigence des cas. On doit aussi avoir recours avec confiance aux commotions galvaniques et électriques, et surtout on ne doit pas se décourager et abandonner le noyé avant d'avoir reconnu les signes certains de la mort.

Je dois dire ici quelques mots de l'école Thermonectique, ou école de Natation dans l'eau chaude. Cette école existait chez les Anciens; depuis quelques années on en a ouvert une à Paris; l'eau y est fournie par un déversoir de la pompe à feu de Chaillot, et reçue dans un grand bassin carré long et couvert. L'exercice de la natation dans l'eau chaude peut être très-bon pour des jeunes gens déjà forts et formés, qui, par l'énergie de leur constitution, peuvent résister facilement à la variation des influences de température. Il faut, après le bain d'eau chaude, pouvoir prendre du repos, et boire quelques liqueurs toniques, et se livrer à un exercice modéré; on sent que cette pratique ne saurait être instituée dans un collége. Le véritable temps de l'étude de la natation pour des écoliers est l'été, le milieu le plus convenable est une belle eau courante et fraîche.

CHAPITRE VI.

Des Jeux.

Les jeux doivent être non-seulement tolérés, mais régulièrement institués au collége. L'élève qui ne joue pas doit être forcé de jouer, à moins d'empêchement bien constaté par maladie. Les conversations, les aparté, les retraites, la solitude, doivent être sévèrement bannis des récréations. Il faut jouer. Voyons si tous les jeux peuvent être permis, et quels sont ceux qui méritent la préférence.

Les écoliers aiment à varier leurs jeux, et sur ce point je crois qu'on peut leur laisser toute latitude, pourvu qu'ils ne les exposent à rien de contraire aux mœurs ou à la sûreté de leur vie. Cette liberté de passer ainsi d'un exercice à un autre fait le charme et le bonheur de leurs récréations ; les différentes saisons aussi les forcent de préférer tel jeu à tel autre, et, en cela, rien que de très-raisonnable; on doit aussi les engager à ne pas se livrer, dans les saisons chaudes, aux jeux qui conviennent parfaitement en hiver pour combattre la rigueur du froid.

Examinons successivement les différens jeux usités dans les colléges de France.

Je placerai en tête *le jeu de balle.* Ce jeu est, si je puis m'exprimer ainsi, un jeu classique; ses avantages ont été vantés dans l'antiquité comme dans les temps modernes. *Saint Clément d'Alexandrie*, philosophe Platonicien qui se soumit aux lumières du christianisme, conseille, dans un de ses plus beaux ouvrages (*le Pédagogue, lib. III*), de s'exercer le corps, surtout dans la jeunesse, et il propose la paume ou la balle comme un moyen certain de remplir cet objet.

Galien a consacré un chapitre fort curieux à l'exercice et aux avantages du jeu de balle; il est intitulé : *De Exercitatione parvæ Spheræ Libellus.* Ceux, dit-il, qui s'y livrent, procurent à leur corps un mouvement salutaire; il le regarde comme un des exercices les plus propres à conserver la santé et à l'affermir, à délasser l'esprit et à lui donner plus de vigueur. Non-seulement alors tous les muscles qui servent à la locomotion sont dans une action continuelle ; mais il faut encore une application de la tête et des yeux pour soutenir l'attention, et maintenir la précision et la justesse des coups. Il ajoute que cet exercice est, de tous, le plus convenable aux enfans, et même aux vieillards et aux convalescens.

Quòd porrò etiam visum exerceat, patebit, si reputemus quàm diligenter, pila sit oculis observanda, ut statim quò dilapsura sit, præsentiatur, ne in illius apprehensione aberrare necessse sit.

Quòd autem placidissima sit, hinc discas licet, quòd pueris, senibus, atque à morbo convalescentibus, hoc etiam nomine, aliis omnibus exercitatio hæc esse præstantior videatur. Enfin il prétend que le jeu de balle est propre non-seulement à perfectionner l'état du corps et des forces physiques, mais qu'il dispose l'esprit aux plus grandes choses.

Quòd autem et ad res maximas, adeòque eas, quas subire præstareque imperatores, urbicum reginæ leges præcipiunt, animum et corpus exerceat, demonstratu non est difficile.

On peut laisser aux écoliers la liberté de jouer à la balle au mur, ou à la longue balle, comme ils l'aiment mieux : ces deux manières de jouer n'ont ni inconvénient ni avantages remarquables. On ne peut guères jouer avec les raquettes ni avec le tamis dans l'intérieur du collége, les dimensions des cours ne le permettent pas; on peut les réserver pour la promenade, si l'on y trouve des emplacemens convenables. Les écoliers savent bien que les bonnes balles doivent être modérément élastiques, et pas trop dures. Je désirerais qu'on proscrivît entièrement les balles à l'eau faites avec des chiffons mouillés. Ce sont en quelque sorte des pierres, qui peuvent blesser lorsqu'on s'en sert au jeu dit de *la balle empoisonnée.*

Le jeu de ballon offre les mêmes avantages que le jeu de balle, mais on ne peut guères s'y livrer que dans un vaste emplacement. Quand il est d'une grande dimension, on ne doit pas le laisser enfler avec la bouche par des enfans, dont la poitrine est délicate. Il faut se servir d'un petit soufflet.

De l'Exercice du Saut.

L'exercice du saut peut entrer dans la gymnastique régulièrement instituée, et faire en même temps partie des jeux au collége.

On distingue dans la gymnastique trois espèces de sauts, qui sont :

1°. Le saut horizontal.

2°. Le saut vertical.

3°. Le saut en profondeur.

Le saut horizontal consiste à franchir un espace quelconque parallèle à l'horizon, compris entre le point d'où le sauteur s'élance et le point où il retombe. Cet espace peut être la continuité du sol et de même nature que lui, ou bien il est creusé, ou rempli par un cours d'eau, et cet état de choses augmente la difficulté du saut.

Au collége de Juilly on a disposé pour cet exercice des lieux très-sûrs et très-commodes pour le saut horizontal. On a placé des dalles au-dessus d'un plan légèrement incliné et couvert d'une couche très-épaisse de sable. Le sauteur prend son élan au-delà de la dalle, et lorsqu'il y est parvenu, il saute sur le sable plus ou moins loin, suivant son habileté, suivant la vigueur et la force de ses reins et de ses jarrets, qui augmentent toujours en raison directe de la fréquence de l'exercice.

Le saut vertical, qui consiste à franchir un obstacle élevé au-dessus du sol, en formant une espèce de parabole, peut être toléré au collége, pourvu que l'obstacle à franchir n'offre aucune résistance dans le cas où les pieds du sauteur viendraient à s'y heurter. Il suffit pour cela de tendre une corde fixée très-légèrement à droite et à gauche.

Si l'on permet l'exercice du saut en profondeur, il faut avertir les sauteurs de prendre une précaution très-importante, qui est de ne pas tomber fermes et roides sur les talons, mais bien sur la pointe du pied, en fléchissant toutes les articulations, de manière à effacer la commotion qui pourrait retentir sur un des grands viscères, tels que le foie, les poumons ou le cerveau, et être la cause d'affections graves de ces organes.

Du Saut à cloche-pied.

Cette espèce de saut, qui entre assez ordinairement dans l'amusement des enfans, mérite de fixer l'attention du médecin. Ce saut est exécuté par l'un des membres abdominaux, l'autre restant dans la flexion. Outre les avantages qu'il partage avec le saut simple ordinaire, il paraît propre à rétablir la force et la symétrie dans le membre où elle serait détruite par l'altération de la nutrition; mais il faut engager l'enfant à exercer le membre infirme jusqu'à ce qu'il ait repris la force et la vigueur de l'autre.

Du Saut à la Corde.

Le saut à la grande ou à la petite corde est un des jeux les plus usités au collége. C'est un exercice qui donne à-la-fois de la force, de la grâce et de la souplesse; les membres thoraciques et abdominaux y sont également mis en exercice, les premiers par les mouvemens de circumduction que décrivent les bras, surtout à la grande corde; les autres par des *piaffes* et des sautillemens répétés.

Le jeu de corde en arrière est un très-bon exercice pour le développement de la poitrine et pour le redressement de la taille, en forçant de porter les épaules dans le même sens.

Je crois qu'on doit conseiller néanmoins aux enfans trop délicats, et dont la poitrine est irritable, de prendre très-modérément cet exercice. On doit surtout recommander la précaution bien importante, dans les doubles, les triples, et sur-tout les quadruples tours, de retomber sur la pointe des pieds, en fléchissant les articulations de manière à effacer la commotion. J'ai entendu raconter à M. Hallé qu'un jeune homme avait succombé à une commotion cérébrale causée par une lourde chute sur les talons en exécutant un tour quadruple.

Le jeu de barres est encore un jeu classique parmi les écoliers. Il offre tous les avantages de la course et du saut. Il n'a aucun danger, pourvu qu'après un long exercice on ne laisse pas les joueurs, tout couverts de sueur, s'exposer au froid ou boire frais trop promptement.

Le saut de mouton et le cheval fondu sont des jeux composés de courses et de sauts, que l'on doit entièrement proscrire : ils exposent les joueurs à des chutes et à des accidens trop graves, sur-tout ceux des hernies, pour qu'on puisse raisonnablement les tolérer. En général on doit défendre tous les jeux de main.

Le jeu de cerceau offre les avantages de la course : il exige de l'adresse et de la justesse dans l'œil et dans la main ; il n'a aucun inconvénient quand on a soin d'empêcher que les cerceaux ne soient pas trop lourds, comme il arrive lorsqu'ils sont composés de cinq à six doubles superposés ; car alors, s'ils sont lancés trop vivement, ils peuvent causer des accidens très-graves.

Le jeu de toupie doit être entièrement proscrit, à moins qu'on ne veuille voir sans cesse des bosses à la tête ou des yeux crevés.

Le jeu de sabot est un peu moins dangereux, pourvu que les sabots ne soient pas trop légers, car ils peuvent également être enlevés par le fouet et lancés à la tête. On peut tolérer ce jeu en faveur de son antiquité, et de la jolie description due à *Virgile*. On me permettra de la reproduire ici, elle ne me paraît pas hors de propos.

Ceu quondam torto volitans sub verbere turbo,
Quem pueri magno in gyro vacua atria circùm
Intenti ludo exercent ; ille actus habenâ
Curvatis fertur spatiis ; stupet inscia suprà
Impubesque manus, mirata volubile buxum :
Dant animos plagæ.

VIRG., *Ænéid.*, *lib.* VII, *v.* 378.

Il peut encore y avoir d'autres jeux qui varient selon les différentes localités et les usages de certaines contrées. On peut les permettre, pourvu qu'ils n'exposent ni la sûreté de la vie, ni les bonnes mœurs. Une précaution très-importante à prendre après les exercices qui ont dû exciter fortement la transpiration, est de ne jamais faire entrer sur-le-champ les élèves dans leurs salles d'étude et dans leurs classes, avant de les avoir fait marcher un peu autour des cours pour se sécher insensiblement, sans rester exposés aux dangers de l'inaction et de la fraîcheur.

CHAPITRE VII.

Des Punitions.

Il serait fort heureux que ce chapitre ne fût pas nécessaire, mais l'homme ne sort pas parfait des mains de la nature, quoiqu'on ait mis en œuvre toutes les ressources de l'éloquence la plus séduisante pour nous le persuader. Il n'est pas vrai, non plus, d'une manière absolue, que tout dégénère entre les mains de l'homme : l'homme, au contraire, quand il sait manier ses instrumens à propos et avec art, peut corriger, rectifier, redresser et améliorer. C'est ici le cas de dire que les punitions, malheureusement nécessaires à l'éducation de certains enfans, ne doivent être appliquées qu'avec cet art et cette mesure qui ne les rendent pas non-seulement inutiles, mais encore préjudiciables à celui qui est forcé de les recevoir.

Jamais on ne doit punir l'enfance pour

l'affliger, encore bien moins pour s'en venger ; on doit toujours tâcher de faire envisager au petit coupable que si on est forcé de le punir c'est avec chagrin et avec regret. Il faut, en lui donnant la punition comme un breuvage amer, lui faire sentir autant que possible qu'il est salutaire, et adoucir de son mieux les bords du vase.

Quelles doivent être les punitions dans un collége? elles doivent être, comme partout, graduées et proportionnées à l'offense. Les punitions fortes doivent être très-rares, parce qu'on doit plutôt chercher à les prévenir qu'à les infliger. Un des soins les plus importans et les plus doux en même-temps pour un maître, qui toujours doit avoir pour tous ses élèves le cœur et les sentimens d'un père, est de leur faire éviter les fautes. Il peut y parvenir par une surveillance exacte et par des précautions très-simples.

Les réglemens à observer dans une maison d'éducation, et dont l'infraction entraîne des châtimens, doivent être très-simples, très-clairs, et peu multipliés. L'enfant, qui très-souvent pèche à cause de sa légèreté, par oubli de ses devoirs, deviendra moins coupable quand il aura moins d'articles à observer pour être en règle.

La multiplicité des lois n'est pas toujours la preuve d'un bon gouvernement ; ce sont les conseils paternels et persuasifs, ce sont sur-tout les bons exemples des maîtres surveillans qui entraînent les élèves dans la pratique du bien. Il est toujours à souhaiter que l'on puisse dire d'un collége ce que *Tacite* a dit des Germains : les bonnes mœurs y ont plus de pouvoir qu'ailleurs les bonnes lois. « *Plus ibi boni mores valent quàm alibi* » *bonæ leges.* »

Pour avoir des maîtres surveillans, désignés sous le nom de *maîtres d'études*, qui ne donnent que de bons exemples et remplissent leurs pénibles et honorables fonctions avec une religieuse conscience, je l'ai déjà dit, rien ne doit être épargné. Pendant trop longtemps un vulgaire injuste et aveugle a dédaigné *indistinctement* tous ces fonctionnaires, et les a flétris même d'une injurieuse épithète dont la honte doit retomber sur ses auteurs. Néanmoins, ce sont eux qui sont nos remplaçans les plus assidus auprès de nos enfans; je dirai plus, j'en ai vu qui, par la sollicitude de leur surveillance, étaient presque des mères : rien ne leur échappait dans l'examen des enfans qu'on leur avait confiés; dès qu'ils apercevaient le moindre dérangement dans leur santé, ils ne trouvaient de repos que lorsqu'ils m'avaient averti en me donnant de minutieux détails; par là j'ai pu souvent étouffer des maladies graves dans leur germe.

Honneur donc soit publiquement rendu à ces hommes qui portent le poids du jour et de la chaleur dans nos maisons publiques d'éducation, et qui, par leur bonne conduite, en font l'âme et la valeur !

Je reviens au sujet de ce chapitre. Lorsque la règle a été enfreinte, quelle doit être la nature du châtiment? quels seront les moyens de répression pour prévenir les fautes? C'est avec raison qu'on a banni des colléges royaux toutes les punitions corporelles; elles devraient l'être également de la maison paternelle : elles n'ont que des inconvéniens sans avantages. Le plus léger coup donné à un enfant est le plus souvent l'expression d'une impatience, ou d'un mouvement de colère, qu'il est dangereux de lui laisser entrevoir.

Quant à ce châtiment avilissant qui outrage la pudeur et la nature, quels sont les parens qui ne trembleraient pas d'y recourir, s'ils prévoyaient bien toutes les funestes influences qu'il peut avoir sur les mœurs et sur la santé de leurs enfans; à plus forte raison, doit-il pour toujours être banni des colléges, où, dans un âge plus avancé, il causerait encore des suites plus fâcheuses. Ce n'est pas avec des coups qu'on peut agir sur le moral d'un enfant bien né; il faut laisser ces corrections, qu'on ne saurait guères approuver nulle part, pour des êtres abrutis et dépourvus de sentimens nobles et élevés. *Cædi verò discentes quanquàm et receptum sit et Chrisippus non improbet, minimè velim, primùm quia deforme, atque servile est.* Quintiliani, liv. II, cap. III, *Non cædendos pueros.*

On ne doit jamais donner accès dans un collége à ce maître brusque, emporté, violent, tel que cet *Orbilius* auquel *Horace* son disciple donne avec raison le nom de *Plagosus*, *epist 1. lib. II*; ou tel que cet affranchi à qui Cicéron avait confié l'éducation de ses enfans, et qui poussait l'emportement jusqu'à la fureur. *Ad Att.*, epist. I, lib. VI.

Le moyen le plus sûr de punir un enfant est d'attaquer son défaut essentiel et de trouver l'endroit sensible : on y parvient en étudiant bien son caractère.

L'enfant fier, orgueilleux, vain, hautain, sera puni et corrigé par des actes d'humiliation devant ses maîtres, ses camarades, ou des étrangers s'il le faut.

L'enfant gourmand, avide de bons morceaux, trouvera une pénitence sagement imposée, dans la privation de ce qu'il aime le plus ; mais jamais cette correction ne doit porter sur le besoin, elle ne doit pas outrepasser la privation du plaisir. On ne doit pas frapper sur l'estomac du coupable, mais sur la sensualité de sa bouche, et toujours en supposant que son état de santé le permet. Un corps malade et souffrant ne doit pas être traité comme un corps vigoureux et bien portant.

L'enfant dissipé, turbulent, trop avide du jeu, de la promenade et du plaisir, peut recevoir une correction assez forte dans le retranchement de ce qui l'amuse; on peut, en le mettant aux arrêts, espérer qu'il ne faudra pas souvent recourir à ce moyen; mais je crois qu'on ne doit jamais le condamner à l'isolement, cet état l'expose à trop de dangers. Pendant l'isolement dans un lieu obscur, et par là même malsain, un enfant peut être tenté de retomber sur lui-même, et de chercher dans des manœuvres coupables une funeste consolation. Puis-je révéler sans frémir ces épouvantables événemens de suicide, causés par un séjour trop prolongé dans une prison de *collége;* cependant on les a vus. S'il faut une prison dans un collége, elle ne doit pas être obscure, ni éloignée de la surveillance des maîtres; on doit toujours y voir le prisonnier, et lui donner de quoi s'occuper. Je suis loin d'approuver qu'on y accable un enfant de ces *pensums* fastidieux et ridicules qui ne lui servent à rien, il me semble qu'il vaut bien mieux le punir au profit de son esprit et de son instruction, en lui faisant apprendre par cœur, pendant la récréation, des morceaux de prose ou de poésie, qui ornent sa mémoire et utilisent son temps; si l'on trouve qu'il soit trop difficile d'infliger la punition de faire apprendre par cœur, on peut donner une traduction à faire, ou la copie d'un morceau choisi. On peut faire remplir cette tâche au petit coupable à l'écart, dans le lieu des récréations. La vue des ébats et de la joie de ses camarades le mettra bientôt dans le cas de n'être plus privé d'y prendre part.

Je n'ai pas besoin d'ajouter qu'on ne doit jamais infliger de punitions injustes et ménager un coupable plutôt qu'un autre par des motifs d'une prédilection condamnable; rien ne serait plus propre à aigrir, peut-être pour toute la vie, le caractère d'un enfant et à exciter en lui ces mouvemens de jalousie qui ont une influence aussi fâcheuse sur son moral que sur son physique. Ne voit-on pas trop souvent des enfans sécher et périr de jalousie? Quelles précautions ne doit-on pas prendre contre cette cruelle impression!

Mais, au lieu de punir, ne faut-il pas

mieux prévenir : voyons dans les chapitres suivans si de sages moyens mis en œuvre pour former le cœur, le caractère et l'esprit, ne peuvent pas fournir d'excellens préservatifs.

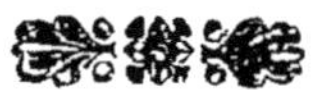

CHAPITRE VIII.

Influence de l'Éducation du cœur sur l'état physique des enfans.

Je touche ici à un des points les plus délicats et les plus difficiles de mon travail. Je sors d'une sphère toute matérielle pour m'élever à des considérations morales et intellectuelles. J'ai besoin, pour arriver sûrement à mon but, d'analyser les élémens de la question et de les bien préciser.

Dans une éducation bien entendue et sagement suivie, tout doit concourir à l'amélioration et au perfectionnement de l'élève. Le mot éducation, suivant son étymologie, de la préposition *è* ou *ex*, et du verbe latin *ducere*, exprime l'action de nous tirer du simple état de nature, pour nous rendre meilleurs : ce doit être là son but le plus désirable et le plus cher. Pour l'atteindre, des moyens moraux, physiques et intellectuels, sont mis à notre disposition; mais ils doivent être tellement en harmonie, tellement coordonnés, qu'ils ne détruisent jamais leurs bons effets réciproques.

A peine entré dans la vie, l'homme éprouve des affections et des passions; s'il n'en éprouvait pas, il ne sentirait pas, et il ne peut pas exister s'il ne sent pas plus ou moins vivement. L'enfant qui s'éloigne du toît paternel, du sein et des caresses d'une mère, pour entrer au collége, est bien loin d'y arriver sans affections, sans émotions, sans passions; un cercle nouveau va se développer et s'étendre autour de lui, des rapports multipliés vont s'établir entre lui et d'autres individus; il va prendre dans le chemin de la vie des compagnons de voyage; il éprouvera en route des froissemens, des heurts, des cahots, des chutes quelquefois; en un mot, il va vivre en société; il faudra qu'il contribue, par quelques sacrifices individuels, au bien-être général; souvent ces sacrifices seront amers et bien pénibles, et ils le seront d'autant plus qu'on l'y aura moins préparé : c'est sur-tout aux mères tendres et prévoyantes que j'adresse cette remarque : ce sont elles qui de bonne heure doivent prendre ces précautions pour leurs enfans; ce sont elles qui, les premières, doivent savoir pénétrer dans leur cœur, et dévoiler les dispositions de leur esprit et de leur caractère; c'est sous leurs yeux que s'accroissent les penchans au bien ou au mal, ce sont elles qui récompensent les premières bonnes actions, ce sont elles aussi qui doivent punir les premières fautes. Aussi, doivent-elles user de toute leur influence sur ces êtres chéris pour les préparer de bonne heure aux sacrifices, aux vicissitudes, aux contrariétés inséparables de la vie. En un mot, si elles veulent un jour les voir heureux, qu'elles se gardent bien de les gâter par une molle condescendance; qu'elles s'efforcent de bonne heure de façonner ces jeunes cœurs par une éducation sage, quelquefois ferme et vigoureuse, comme on façonne les jeunes plantes par une culture industrieuse. Qui peut nier l'extrême influence des mères sur l'éducation première? On a dit avec raison que c'était aux femmes d'abord qu'il fallait parler sur cette matière : oui, ce sont elles qui doivent commencer cette œuvre importante. A Sparte, on était tellement convaincu de cette vérité, que l'éducation était entreprise dès que la grossesse était déclarée; lorsqu'une femme portait dans son sein l'espérance de la patrie, on avait soin de ne mettre sous ses yeux que des images grandes, nobles et gracieuses, qui offraient toujours l'empreinte de la force unie à la beauté. Ainsi on voulait que tout concourût à préparer une race de héros; et même avant de naître, le Spartiate n'était pas un être ordinaire. (Voyez *Plutarque, vie de Lycurgue.*) Cette pratique devrait être moins négligée qu'elle ne l'est de nos jours. La transmission à l'enfant des impressions extérieures reçues par la mère pendant la grossesse, n'est pas toujours fondée sur un préjugé vulgaire; on lui donne trop d'étendue quelquefois, mais d'autres fois on restreint trop cette opinion, elle a une valeur très-réelle.

Si l'enfant que l'on destine à recevoir au collége les bienfaits de l'éducation publique a été préparé de bonne heure par une main industrieuse et chère, et que ne doit pas être celle d'une mère! s'il a déjà appris à vivre en société, il sera tranquille, heureux, content dans ce nouveau séjour; sa santé n'aura jamais à redouter les funestes atteintes de cette jalousie qui mine sourdement la constitution la plus ferme; il verra sans chagrin, sans envie, le triomphe de ses camarades, si déjà on lui a montré qu'il fallait se réjouir du bonheur et du succès de ses amis, si on n'a pas eu sur-tout l'imprudence de l'exciter trop à bien faire, uniquement pour surpasser les autres. C'est un tort grave, je crois, en éducation, de pousser trop haut l'amour-propre d'un enfant: on lui prépare des chagrins cuisans quand il est déçu. On doit l'encourager à bien faire, à faire de son mieux, plutôt pour l'amour du bien et du devoir que pour être au-dessus des autres. S'il s'y trouve porté par ses succès, il sera moins enflé, moins enorgueilli; si, au contraire, sa part de récompense est moins forte, il aura moins de tristesse, de peine et de soucis, parce qu'il sera toujours satisfait qu'on lui tienne compte d'avoir fait de son mieux pour plaire à ses parens et à ses maîtres.

Et d'ailleurs les palmes remportées au collége sont-elles toujours un sûr présage des succès et du mérite de l'avenir ? l'expérience sur ce point n'a-t-elle pas déjà démontré le contraire ? tel fut brillant dans le jeune âge, qui s'éclipsa et s'évanouit dans un âge plus avancé ; le succès le plus sûr, je crois, dans l'éducation et dans l'instruction, est d'avoir inspiré aux élèves de l'ardeur pour le travail, du zèle pour l'étude, et du goût pour les bonnes choses. Ce sera avoir profité beaucoup que de savoir s'y plaire. Et dans le cours de la vie, que d'ennuis sont dissipés, que de tourmens sont apaisés, que d'inquiétudes sont éloignées par le charme seul de l'étude ; que de maux physiques même sont prévenus ou soulagés par le suave commerce des muses! Je ne répéterai pas ici l'élégant éloge des belles-lettres par l'orateur romain dans son admirable défense du poëte *Archias* ; mais j'y ajouterai qu'outre l'agrément et le charme de la vie, l'étude des lettres, sagement dirigée et convenablement mesurée, peut être un excellent préservatif contre certaines maladies, et un puissant auxiliaire pour les combattre.

La réflexion qui termine ce chapitre me conduit naturellement à examiner quelle est l'influence de l'éducation de l'esprit sur l'état physique et sur la santé des enfans.

CHAPITRE IX.

Influence de l'éducation de l'esprit sur la santé.

L'ÉDUCATION de l'esprit peut influer sur la santé, soit lorsque nous ne l'exerçons pas assez, soit lorsque nous l'exerçons trop, soit lorsque nous l'exerçons d'une manière vicieuse.

Avant d'entrer plus avant dans l'examen de cette question, il faut présenter quel doit être le but de l'éducation de l'esprit. Le but de l'éducation de l'esprit, dans l'emploi des moyens qu'elle possède pour disposer des facultés intellectuelles, est de donner de la justesse aux idées, c'est-à-dire de la conformité avec l'objet qu'elle nous représente, de la fidélité à la mémoire, de la justesse à l'esprit de comparaison, de l'étendue à l'esprit d'ensemble, de la précision à l'esprit d'imitation, de la sûreté au jugement ; de la force, de la grâce, de la mesure à l'imagination ; à la volonté de la conséquence, et aux détermina-tions sages de la fermeté, à la parole de la justesse, de la conformité, de la concordance avec les idées; enfin à l'exécution de toutes ces choses de la promptitude et de l'assurance.

C'est en atteignant ce but que l'éducation pourra remplir son grand objet, qui est, suivant Platon, de procurer au corps la force qu'il doit avoir, à l'âme la perfection dont elle est susceptible.

Pour bien apprécier l'heureuse influence de l'éducation de l'esprit sur la santé des enfans, il faut analyser les élémens de la question, et voir quel est dans le principe le rapport qui s'établit entre leur état intellectuel et leur état physique.

Développons cette proposition :

Tous les hommes naissent avec des dispositions et des facultés différentes de l'esprit. Il en est qui, dès leur tendre enfance, présentent une fixité, ou plutôt une ténacité très-remarquable dans les idées, avec la faculté de s'arrêter très-long-temps sur le même objet, mais sur-tout avec un penchant irrésistible aux idées tristes ; chez eux, toutes les affections prennent une teinte plus ou moins sombre ; ils nous offrent enfin une disposition plus ou moins forte à cette espèce d'aliénation mentale connue sous le nom de mélancolie. C'est pour cet enfant que l'éducation publique est bien préférable à l'éducation privée, sur-tout si dans la maison paternelle on n'a pas eu soin de détourner son attention des objets propres à entretenir cette tendance aux méditations sombres et rêveuses. On ne saurait trop répéter aux parens combien il est dangereux d'exciter trop promptement et trop vivement la sensibilité des enfans par des lectures, par des récits ou par des scènes qui les énervent et les amollissent singulièrement : peut-être a-t-on été cause ainsi trop souvent du dérangement de leur esprit en ébranlant trop leur fragile raison. Dans le cours de l'instruction publique, cet enfant qui est porté à la rêverie par la fixité de ses idées, sera contraint, par la nature et par la coordination des travaux auxquels il sera assujéti, de dissiper son attention, de disséminer en quelque sorte ses penées, et de les répandre sur un plus grand nombre de points. L'habitude qu'on lui fera prendre de bonne heure de passer d'un objet à un autre, et de détourner successivement son attention, sera le meilleur, le plus sûr préservatif contre la mélancolie et ses déplorables suites.

Il est d'autres enfans, au contraire, dont les idées comme les affections présentent une singulière mobilité ; ils passent sans cesse d'un objet à un autre ; esprits inquiets et irréfléchis qui offrent déjà les premiers traits de la démence. Eh bien ! que les études de cet enfant soient dirigées sans ordre, sans méthode, qu'on le laisse s'abandonner à toutes les divagations d'une imagination presque délirante, cette mobilité ne fera qu'augmenter avec l'âge, et, par suite de cette vicieuse éducation, cet enfant irréfléchi pourra tomber enfin dans une démence complète, comme on n'en voit que trop d'exemples dans la société. Dans l'éducation publique, au contraire, cet enfant sera forcé de fixer son attention plus long-temps sur différens points, il faudra qu'il examine, qu'il étudie, qu'il réfléchisse, qu'il s'habitue peu-à-peu à suivre un raisonnement et à s'arrêter à la comparaison des objets. On le préservera par là de certaines aliénations mentales dont il portait le germe dans ses dispositions primitives.

Je reconnais bien, avec *Loke*, qu'il ne faut pas prétendre, sans ruiner le naturel des enfans, changer tout-à-fait leur tempérament, rendre gai, par exemple, celui qui est naturellement grave et posé, ou mélancolique celui qui est d'un naturel vif et enjoué : je sais bien que Dieu a imprimé dans l'esprit des hommes certains caractères qui peut-être, comme les défauts de leur taille, peuvent être redressés, mais qu'on ne saurait guères changer en d'autres tout contraires ; mais on ne peut pas nier qu'il ne soit possible au moins, dans une éducation bien entendue, de modifier les dispositions premières. Si l'état physique est influencé par certaines dispositions du caractère, il suffit de modifier ces dispositions pour produire aussi des changemens heureux dans la santé. Qui peut nier qu'une éducation de l'esprit bien faite ne puisse opérer de grands et d'heureux changemens dans les tempéramens ?

Le jeune duc de Bourgogne, avec son caractère emporté et ses passions vives, aurait sans doute été exposé à tous les dérangemens et à tous les orages du tempérament sanguin et bilieux, si l'ingénieuse industrie de l'immortel Fénélon n'avait pas su l'en préserver.

Une considération bien importante encore dans une éducation de l'esprit bien dirigée, est de ne pas exercer une faculté spécialement au détriment des autres, sur-tout lorsque la prédominance de cette faculté peut faire craindre ses écarts et sa dépravation, causés par un exercice prématuré, excessif et forcé. Ainsi, par exemple, si l'imagination d'un enfant est trop tôt éveillée, trop vive, et presque exaltée, qu'on se garde bien de l'exciter aux dépens du jugement ; bientôt on n'en serait plus maître, et, à la première cause occasionelle, on verrait peut-être un dérangement dont tôt ou tard on déplorerait la funeste issue.

Dans l'éducation publique, comme dans une éducation privée bien entendue, les facultés intellectuelles doivent être exercées simultanément, jamais exclusivement l'une à l'autre : s'il en était une qui méritât la préférence et une sorte de prédilection dans sa culture, c'est sans contredit le jugement. N'a-t-on pas éprouvé depuis long-temps que les études dirigées sans méthode, sur-tout lorsqu'elles exercent moins le jugement que la mémoire et l'imagination, pouvaient produire des affections nerveuses plus ou moins variées, et même la manie et la démence, comme l'indique M. le Professeur Pinel, dans son *Traité Médico-physiologique sur l'Aliénation mentale*? Et en effet, l'enfant qui, dans le cours de ses études, ne s'arrête point assez sur la considération des objets, doit nécessairement en avoir une connaissance moins parfaite, d'où résultent des idées confuses qui ôtent toute précision à ses jugemens. De plus, il s'habitue à juger avec précipitation, à passer continuellement d'un objet à un autre, sans pouvoir s'y arrêter long-temps ; ce qui donne à ses idées une mobilité, à ses déterminations une versatilité singulière. Pour appuyer ce que j'avance ici, je rapporterai un exemple cité par mon estimable confrère le docteur *Pignier*, dans son excellente Dissertation inaugurale sur l'influence que l'éducation morale peut avoir sur la santé. Il rapporte avoir vu un jeune homme doué d'assez heureuses dispositions, qui, par suite d'études dirigées sans ordre et sans méthode, et pendant lesquelles il avait lu surtout des ouvrages capables d'exalter son imagination, avait acquis une mobilité telle, qu'il ne pouvait pas s'occuper long-temps du même sujet. Dans la conversation, il passait continuellement d'un objet à un autre, sans pouvoir fixer long-temps son attention sur le même objet; les impressions étaient chez lui vives, mais fugaces; ses déterminations, ses jugemens offraient la même mobilité : on sent bien qu'avec de pareilles dispositions il lui était impossible de se livrer au travail, dont il ne retirait aucun fruit, et dont il sortait toujours avec des douleurs de tête très-violentes. Voici quels furent les moyens employés pour rétablir l'état intellectuel et moral de ce jeune homme : on conseilla sur-tout la lecture de l'Histoire ancienne de Rollin, ce qui, joint à des exercices de corps très-variés, diminua beaucoup cette tendance à la démence, que des études plus suivies et dirigées avec méthode firent disparaître ensuite presque entièrement.

Je ne puis m'empêcher de dire ici, à la louange du sage et vertueux Rollin, que rien n'est plus propre que son Histoire ancienne à produire l'effet qu'on recherchait ; en pareil cas, la curiosité est doucement excitée, en même temps que les écarts de l'imagination sont réprimés par l'extrême sagesse des réflexions de l'auteur.

Il serait facile de rapporter d'autres faits qui tous tendraient à prouver que le défaut d'ordre dans les études en introduit pareillement dans les idées, et expose à tous les dangers qui en sont la suite; aussi tous les auteurs qui ont traité de l'éducation, recommandent-ils d'exercer de bonne heure le jugement des enfans et de fortifier leur raison naissante. On ne saurait trop admirer les soins que les Perses et les Lacédémoniens apportaient à l'instruction des enfans, et l'attention avec laquelle ils les habituaient à réfléchir, en leur proposant des questions à résoudre. On connaît sous ce rapport les soins assidus donnés à l'éducation de Cyrus.

Je sais qu'il est des époques où l'on doit chercher à développer plus particulièrement certaines facultés : ainsi, le très-jeune âge est propre spécialement à l'exercice de la mémoire ; si l'on voulait exercer et développer une faculté qui ne fût pas de cet âge, non-seulement on aurait peine à y réussir, mais encore il en pourrait résulter des suites fâcheuses pour la santé ; mais l'expérience démontre tous les jours qu'on ne court aucun risque d'habituer l'homme à raisonner dès sa plus tendre enfance, sans cependant exiger de lui les réflexions solides qu'on n'a droit d'attendre que d'un âge plus avancé. La mémoire ne doit être cultivée que pour nous fournir ensuite plus de matériaux pour l'exercice du jugement et du raisonnement, qui ne se forment bien que par l'habitude.

M. *Esquirol*, à qui la science et l'humanité sont redevables des plus grands services dans la thérapeutique des aliénés, a bien voulu me communiquer des faits constatant le développement de l'aliénation mentale chez des enfans remarquables par l'excessive mobilité de leurs idées, par la vivacité de leur intelligence, et par l'extrême facilité de leur travail. L'un de ces enfans ne put recouvrer l'usage de sa raison qu'en abandonnant tout-à-fait l'étude et les exercices intellectuels pour se livrer aux travaux de la campagne. L'autre succomba pendant le cours de ses études, au milieu des symptômes d'une manie violente. Ce célèbre praticien pense que beaucoup d'enfans naissent avec des prédispositions à l'aliénation mentale, qui doivent être développées et singulièrement accrues par la mauvaise direction donnée à leur études et à leurs travaux intellectuels.

Je dois insister ici, en terminant ce chapitre, sur une vérité bien importante qui intéresse également le succès de l'éducation du cœur et de l'esprit; elle est malheureusement constatée par des faits trop communs : c'est que beaucoup d'enfans sont conduits au dérangement de leur raison par ces contrastes scandaleux et frappans qu'ils trouvent dans leur propre famille entre les exemples de leurs parens et les maximes qu'ils ont reçues, et les doctrines dont ils sont imbus.

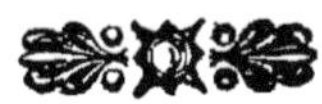

CHAPITRE X.

Aperçu général des précautions à prendre pour les malades.

MALGRÉ les précautions hygiéniques les plus sages et les mieux entendues, les élèves d'un pensionnat ne sont pas à l'abri des maladies et des accidens qui les produisent; l'adolescence sur-tout a son tribut à payer: le voisinage de la puberté, le développement du corps et des forces physiques, l'accroissement et le développement quelquefois trop actif des facultés intellectuelles, amènent des orages qui troublent l'harmonie des fonctions et causent des maladies. Examinons quelles précautions doivent être prises pour le traitement et pour le rétablissement des enfans malades.

Le sage Rollin a dit encore que le soin de la santé devait être d'une grande importance aux yeux des chefs chargés des institutions consacrées à l'éducation publique. Ils doivent bien se pénétrer de l'obligation sacrée qui leur est imposée de remplacer les pères et les mères des enfans qui leur sont confiés; or, je demande qui peut mieux les seconder, et je dirai même les diriger dans cet important ministère, que des hommes éclairés, dévoués par état à combattre et à réparer les maux physiques de l'humanité ? Nul doute que dans un collége qui réunit les conditions les plus voisines de la perfection , des fonctionnaires chargés de surveiller la salubrité de toute la maison doivent y trouver leur demeure; en un mot, il faut dans un collége de quatre cents élèves au moins un médecin et un chirurgien. Il est digne de la sagesse d'une administration supérieure de leur assurer toute l'autorité dont ils ont besoin pour remplir leurs fonctions : un chef capable, sans perdre sa suprématie, ne doit pas vouloir se mettre à leur poste et manier leur gouvernail; il doit les engager à concourir avec lui au bien général; ce n'est que pour les rappeler à leur devoir, s'ils s'en écartaient, qu'il doit user de son autorité. Ne conviendrait-il pas de former tous les mois une réunion composée des professeurs, des maîtres d'études et des fonctionnaires des colléges, présidée par le proviseur, pour que l'on pût examiner et discuter les propositions qui auraient pour but l'amélioration du service? C'est de cette harmonie de tous les subalternes avec leur chef que naît la valeur et la bonne réputation des établissemens consacrés à l'éducation publique, et non pas de cette concentration de l'autorité dans les mains d'un seul, qui a besoin d'être secondé, et par conséquent d'être communicatif avec ses collaborateurs.

Avant de commencer mon service au Collége royal de Saint-Louis, j'adressai à l'honorable proviseur à qui on l'avait d'abord confié, et qui cherchait toujours à concourir avec ses subordonnés au bien général, une demande, dans laquelle j'exprimais le désir d'ouvrir, pour le service de santé, un registre divisé en colonnes, où l'on inscrirait:

1°. Les noms de l'élève entrant, son âge,

son lieu de naissance, et tous les renseignemens les plus exacts qu'on pourrait se procurer sur l'état physique et sur les maladies de sa première enfance, sur leur traitement et leur mode de terminaison, afin d'avoir des documens commémoratifs précis en cas de maladie pendant le séjour au collége. Ces renseignemens peuvent être utiles à celui qui en est l'objet, pour le traitement de maladies ultérieures, pendant tout le cours de sa vie.

2°. Relativement à la vaccine, je demandais de ne pas s'en rapporter uniquement à des certificats écrits et délivrés souvent très-légèrement, mais d'examiner soigneusement les bras de tous les élèves entrans, qui devaient offrir les traces d'une vaccination préservatrice; dans le cas où on ne les aurait pas rencontrées, je conseillais une seconde vaccination.

3°. Pour le service médical, je proposais de se munir de tous les objets et ustensiles dont il sera question à l'article de l'infirmerie.

4°. Je proposais à M. le Proviseur d'autoriser les fonctionnaires chargés du service de santé, à faire une revue sanitaire de tous les élèves sans exception à un jour et à une heure de la semaine désignés. Les élèves qui éprouveraient alors la plus légère indisposition seraient traités, suivant l'occurrence, de manière à prévenir les progrès du mal. Il suffit, le plus souvent, de quelques bains de pieds, de quelques lavemens, de quelques tasses de tisane, d'un peu de diète, de quelques modifications dans le régime alimentaire, dans les travaux intellectuels ou dans les exercices, pour prévenir des maladies alarmantes et graves.

5°. Enfin, je proposais à M. le Proviseur de nous autoriser à visiter de temps en temps, conjointement avec lui et avec l'économe, tous les lieux de réunion, pour nous assurer de leur salubrité. Je demandais l'autorisation d'examiner la nature et la qualité des alimens et des boissons, et les ustensiles de cuisine pour veiller aux soins de l'étamage et de la propreté. Tous les jours, à la visite des malades, je me faisais remettre la carte du diner et du souper, afin de retrancher aux convalescens ce qui me paraissait devoir leur être nuisible, et d'avertir du danger qu'il y avait de donner à ceux qui se portaient bien tels alimens, ou trop souvent répétés, ou d'une mauvaise nature, suivant le temps, les saisons, les constitutions atmosphériques et les maladies régnantes. Voilà, je crois, à-peu-près les précautions sages qui doivent être prises pour le service de la santé. Mais je le répète, il faut des chefs qui veuillent sincèrement s'entendre avec les fonctionnaires de leur maison pour concourir au bien général.

Examinons, dans le chapitre suivant, quelles doivent être les dispositions du local destiné aux malades.

CHAPITRE XI.

De l'Infirmerie d'un Collége.

L'INFIRMERIE d'un collége doit être sans contredit le lieu qui intéresse le plus vivement le médecin ; c'est là son département spécial ; chacun doit concourir avec lui à y obtenir les conditions les plus voisines de la perfection pour le bien du service, 1°. sous le rapport de sa situation et de son exposition, 2°. sous le rapport de ses dispositions intérieures.

Quelle doit être la situation la plus convenable d'une infirmerie de collége ?

Le père de la médecine, dans son *Traité des airs, des eaux et des lieux*, dit avec raison au médecin que la première chose qu'il doit faire, en arrivant dans une ville qu'il ne connaît pas, est d'examiner avec soin son exposition par rapport aux vents, et aux différens lever et coucher du soleil, parce qu'il y a bien de la différence entre une ville exposée au nord et celle qui l'est au midi, entre une ville exposée au levant et une autre qui l'est au couchant.

Ὡς τε ἐς πόλιν ἐπειδὰν ἀπίκηταί τις, ἧς ἄπειρός ἐστι διαφροντίσαι χρὴ τὴν θέσιν αὐτέης, ὅκως κέεται, καὶ πρὸς τὰ πνεύματα, καὶ πρὸς τὰς ἀνατολὰς τοῦ ἡλίου. Οὐ γὰρ τὠϋτὸ δύναται ἥτις πρὸς βορέην κέεται, καὶ ἥτις πρὸς νότον οὐδ' ἥτις πρὸς ἥλιον ἀνίσχοντα, οὐδ' ἥτις πρὸς δύνοντα.

Si ce précepte est de la plus haute sagesse pour la conduite du médecin praticien qui vient donner ses soins à ses semblables dans une ville quelconque, à plus forte raison l'est-il pour le médecin qui est chargé de soigner la santé des enfans réunis dans un collége, et de prendre toutes les précautions voulues pour les préserver des atteintes du mal, plutôt que d'avoir à le combattre faute de précautions, et pour s'être mis gratuitement, et en aveugle, dans les conditions les plus contraires au bien et à la saine raison.

L'infirmerie doit être isolée de tous les autres bâtimens du pensionnat, comme je l'ai indiqué dans le plan que j'ai proposé. L'exposition principale la plus convenable pour une infirmerie, comme pour un hôpital, est sans contredit celle du soleil levant, parce que cet astre à son lever dissipe par ses rayons les brouillards et les vapeurs qui remplissent l'atmosphère et nuisent à sa pureté. On doit aussi ménager des salles exposées au midi pour des enfans d'une constitution atonique et plus ou moins scrophuleuse; ils ont besoin d'être excités, et l'insolation bien ménagée est pour eux un des meilleurs moyens de traitement et de restauration.

L'exposition du couchant est la plus mauvaise de toutes, et on doit toujours éviter d'y pratiquer les principales ouvertures; elle n'est bonne que pour les contre-ouvertures du levant, parce qu'il est indispensable d'obtenir un air passant et une ventilation modérée pour balayer tous les jours l'air stagnant des salles, et, pour atteindre ce but, les ouvertures principales doivent être convenablement disposées.

Les ouvertures d'une salle de malades doivent être pratiquées de manière que l'air entrant ne vienne jamais frapper directement sur les lits ; elles doivent commencer le plus près possible du sol de la salle, pour mieux balayer les couches inférieures de l'air stagnant.

Il serait à désirer que ces ouvertures ne fussent pas formées par des fenêtres ordinaires à deux ventaux, qui ne ferment jamais exactement, et laissent passer des courans d'air qui peuvent faire beaucoup de mal. Les fenêtres devraient être des châssis mobiles sur des châssis dormans, que l'on éleverait et qu'on abaisserait plus ou moins à l'aide de contre-poids cachés dans l'épaisseur des jambages de l'ouverture, comme cela se pratique en Angleterre. Quel est l'étage préférable pour la situation des salles ?

Nul doute que les étages élevés au-dessus du sol ne soient préférables au rez-de-chaussée; mais les salles destinées aux malades peuvent-elles être superposées, si les émanations méphytiques sont toujours en ascension ?

Le docteur *Hunter*, médecin de l'hôpital

de *Brown-Low-Street*, avait observé que sur deux salles, l'une supérieure, l'autre inférieure, exactement des mêmes dimensions, à nombre égal de malades, et dans des circonstances absolument semblables, la mortalité avait été plus forte dans celle du haut, et qu'elle ne s'était remise au pair que lorsque le nombre des malades eût été diminué dans celle où le nombre des morts avait été augmenté.

Cette superposition des salles ne peut avoir aucun inconvénient si elles n'ont pas de communication par l'ouverture des planchers, et si la ventilation est bien ménagée par les ouvertures et par les contre-ouvertures diamétralement opposées.

Les dimensions des salles doivent être calculées sur le nombre présumé des malades.

Lorsqu'une maladie règne épidémiquement, telle que la *rougeole*, la *scarlatine*, la *fièvre miliaire* et le *pemphigus*, on peut compter approximativement sur soixante à soixante-dix malades à-la-fois dans un collége de trois à quatre cents élèves. Tous ne doivent pas être réunis dans la même salle; il faut par conséquent des salles isolées. Il faudrait deux grandes salles, et quatre petites séparées.

Quelles doivent être les dimensions de chacune de ces salles ? M. *Tenon*, dans son Mémoire sur les hôpitaux, apprécie, d'après un calcul rigoureux, qu'il faut au moins six toises et demie cubes d'air à respirer pour chaque malade ; et pour qu'il les obtienne, la salle doit avoir treize toises de longueur et quatorze pieds de hauteur, et elle ne doit pas contenir plus de dix-huit lits.

Les mêmes dimensions et les mêmes proportions sont-elles rigoureusement exigibles pour les salles d'une infirmerie de collége ? Je ne le pense pas, pourvu qu'elles soient régulièrement ventilées, et que tous les objets qui peuvent corrompre l'air soient exactement éloignés, et que la propreté y soit entretenue avec la plus scrupuleuse rigueur.

Une bonne infirmerie de collége doit renfermer :

1°. Une salle commune pour vingt lits environ ;

2°. Une salle de pansemens, munie de tables couvertes de toiles cirées ;

3°. Une salle de convalescens, échauffée par une cheminée ;

4°. Quatre petites salles, de six et quatre lits ;

5°. J'ai tracé sur le plan, au point O, un pavillon isolé pour les maladies contagieuses très-graves, telles que les angines gangréneuses, et autres, dont la nature serait reconnue par les hommes de l'art.

Les salles doivent être carrelées plutôt que parquetées, à cause des lavages qu'il est quelquefois indispensable d'y faire, mais rarement, et aux époques où il n'y a point de malades, et où la température atmosphérique peut les faire sécher promptement.

Le balayage doit être quotidien, après que les lits sont faits, et en commençant par le dessous des lits.

On doit ménager dans l'infirmerie une pièce à part, dans laquelle soient en dépôt tous les ustensiles de balayage, les éponges, les bassins, et les vases de nuit.

Il est bon de couvrir les murs d'un papier d'une couleur claire et gaie : la couleur verte, ou bleu clair, sont préférables sur-tout pour les malades frappés d'affections cérébrales ; ces couleurs ne causent pas aux yeux une fatigue qui réagisse sur le cerveau.

Des Lits.

La monture des lits de l'infirmerie doit être en fer, ou en bois ciré et frotté ; quelques matelas doivent être en crin, et pour quelques enfans il serait bon d'en avoir qui fussent garnis de feuilles sèches de fougère ; il se développe, par la dessiccation, dans ces feuilles, un principe *aromatique* qui leur donne une action tonique sur les enfans faibles et rachitiques ; mais ce ne peut être qu'un moyen auxiliaire de traitement.

Les lits doivent être convenablement espacés pour faciliter la libre circulation de l'air ; ils doivent être munis de rideaux pour défendre les malades de l'impression des courans d'air, de la lumière trop vive, ou de la poussière. Ils doivent s'ouvrir par le pied et sur les côtés, pour laisser un grand accès de lumière nécessaire quelquefois à l'examen du malade.

Du Chauffage.

Les poëles construits suivant la méthode de M. d'Arcet, tels qu'on les voit à Paris dans plusieurs hôpitaux, sont, je crois, les meilleurs appareils pour chauffer une infirmerie. Néanmoins il est des cas où rien ne peut remplacer l'impression salutaire et consolante de la flamme nue; il est donc indispensable de ménager au moins deux cheminées à foyer un peu spacieux, pour y faire des feux clairs et vifs, devant lesquels il est souvent nécessaire de frictionner les enfans pour des cas déterminés par le médecin.

Les poëles doivent porter, au lieu de marbre en dessus, des cuvettes divisées en deux compartimens, l'un contenant de l'eau chaude pour le bain-marie et pour produire une évaporation douce qui prévienne les inconvéniens d'une température trop sèche, l'autre du sable pour maintenir également une chaleur douce autour des différens vases qu'on peut y déposer.

On doit placer un thermomètre à mercure

dans chacune des salles, pour être toujours averti de la température convenable.

La température, dans les chaleurs extrêmes, doit être maintenue aussi fraîche que possible, par l'ouverture bien calculée et la contre-ouverture des fenêtres, suivant la disparition du soleil, et par la clôture des persiennes ou l'abaissement des stores. L'exposition de l'eau de chaux dans de grands baquets, l'exposition de branches d'arbres fraîchement coupées, les arrosemens répétés avec de l'eau vinaigrée sont les moyens les plus faciles pour rafraîchir l'atmosphère des salles.

L'éclairage des salles est ordinairement fait avec de l'huile; elle doit être de la meilleure qualité; et les appareils doivent être exactement nettoyés pour ne pas fournir d'émanations qui incommodent les malades. C'est une bonne précaution de disposer au-dessus des lampes des appareils fumivores.

Si l'on pouvait jouir de l'éclairage par le gaz hydrogène, il faudrait avoir soin d'envelopper la flamme trop vive qu'il fournit avec des verres dépolis plus épais que ceux dont on se sert dans les boutiques.

L'éclairage doit toujours être très-doux ou presque nul pour des enfans atteints d'affections cérébrales, ou de la rougeole, à cause de la susceptibilité des yeux.

Une infirmerie de collége doit être munie de sa cuisine, avec des fourneaux où l'on entretienne, au moins pendant l'hiver, de l'eau chaude en permanence. C'est là qu'on doit préparer les alimens des malades et des convalescens, et non dans les cuisines ordinaires, où l'on néglige trop les précautions exigibles. Le potage doit être fait par les sœurs avec les viandes et les légumes, dont la nature et la quantité doivent être déterminées par les médecins, suivant l'exigence des cas. Cette cuisine doit être munie de plusieurs marmites de différentes dimensions, d'un rôtissoir avec sa coquille, d'un gril pour les côtelettes, et d'appareils pour faire cuire les œufs frais, avec des sabliers qui mesurent d'une manière exacte le temps nécessaire pour leur cuisson, de manière à ne pas donner des œufs durs qui peuvent faire mal à des convalescens.

Un laboratoire de pharmacie doit être attenant à la cuisine, avec les appareils nécessaires pour la confection des tisanes et des médicamens magistraux. Une personne instruite dans l'art de la pharmacie doit en être spécialement chargée, et avoir à sa disposition les substances nécessaires. Des armoires convenablement disposées doivent renfermer les drogues usuelles et les médicamens simples de la meilleure qualité. On doit destiner dans le jardin voisin deux ou trois planches à la culture des plantes médicinales les plus usitées.

On doit toujours avoir, pour le service, de la racine de chiendent ratissée et lavée, des fleurs pectorales, qu'on renouvellera tous les ans, de la fleur de tilleul et des feuilles d'oranger; de l'eau de fleur d'orange double; les plantes pour les tisanes apéritives, racines d'asperges, pariétaire et chardon rosande, qui contiennent toutes une certaine proportion de nitrate de potasse; du sulfate de quinine, de l'émétine et de l'émétique; du laudanum de *Rousseau* et du laudanum de *Sydenham;* de l'extrait gommeux d'opium; des sirops de guimauve, de gomme, de limon et de groseilles; du miel de bonne qualité et du sirop antiscorbutique; les farines de lin et des graines de senevé, qu'on écrase à mesure qu'on veut en retirer une farine, qui devient alors bien plus efficace ; du taffetas vésicatoire de *Baget*, et de la poudre de cantharides ; du sulfure de potasse, des sangsues et des verres à ventouses.

Si le collége est situé à la campagne, on doit y ménager une glacière pour la conservation de la glace, si utile pour le traitement de certaines maladies graves. Un ou deux brancards couverts doivent être au service des infirmiers, pour le transport des enfans malades ou blessés qui exigent les plus grandes précautions.

Le service de chirurgie doit être muni de tous les appareils les plus urgens, bandes, compresses, charpie, et de quelques appareils pour les fractures.

Une salle de bains sulfureux avec des baignoires en bois doit être dans la dépendance de l'infirmerie ; ces bains doivent être préparés simplement avec le sulfure de potasse que l'on mélange avec l'eau. Il est quelquefois nécessaire d'y ajouter de la gélatine pour certaines affections cutanées très-rebelles ; on pourrait adapter à cette salle un appareil à douches, avec les *ajutages* convenables pour modifier l'emploi de ce moyen.

Pour les bains simples, je préfèrerais les baignoires mobiles aux baignoires permanentes ; il est plus facile de baigner un malade près de son lit, avec des précautions convenables ; on peut, pendant qu'il est dans l'eau, faire chauffer son linge dans un appareil fort commode composé d'un réchaud enveloppé d'un grand panier contenant un clayon à grande claire-voie, placé en forme de diaphragme, à une distance convenable au-dessus du réchaud, et sur lequel on dépose le linge. Le tout est fermé par un couvercle adapté le mieux possible. Le petit malade sera remis dans son lit bassiné sans craindre l'influence fâcheuse d'un changement d'atmosphère.

Je n'omettrai pas de parler d'une pièce très-nécessaire dans une infirmerie, c'est de la salle destinée aux convalescens ; il est très-important que les malades, et sur-tout ceux qui sont atteints d'affections cérébrales, soient isolés et tranquilles, à l'abri de tout bruit et de tout dérangement.

Les convalescens peuvent être réunis dans cette salle, sous les yeux d'un surveillant, pour s'y livrer à quelques travaux, dont on proportionnera la nature et la durée à leur état. Si l'on veut ménager une salle voisine pour prendre leurs repas, ce sera mieux que de les faire manger dans la salle des convalescens.

Voilà, je pense, les précautions les plus convenables pour une bonne infirmerie dans un pensionnat. Le lieu des promenades pour les convalescens doit être choisi dans les jardins voisins de l'infirmerie. L'heure et la durée doit être déterminée par les hommes de l'art, suivant la saison, la température, l'état du ciel, et les progrès du rétablissement des malades.

Je dois dire, en finissant ce chapitre, que, dans une bonne infirmerie de collége, les hommes de l'art doivent être secondés par des sœurs d'un âge mûr et d'une expérience consommée : ce sont des femmes qui peuvent le mieux tranquilliser les parens, et sur-tout les mères, en les remplaçant auprès de leurs enfans malades.

Un chirurgien-dentiste doit être attaché au service de l'infirmerie, et visiter souvent la bouche des enfans pour diriger leur dentition, et veiller à la conservation d'organes si importans au libre usage de la parole et au maintien de la santé.

Construction et disposition intérieure des latrines.

Il faut s'occuper de tout dans un lieu destiné à l'habitation d'un grand nombre d'individus. La salubrité et la sûreté des mœurs exigent qu'on ne néglige rien pour la construction et pour la disposition intérieure du lieu dont il s'agit. Il n'est pas ordinairement d'endroit plus mal tenu dans un collége que les latrines, et néanmoins il exige beaucoup de soins pour répondre commodément au but de sa destination, pour le maintien d'une propreté qui préserve les lieux circonvoisins d'un désagrément et d'une infection toujours plus incommodes dans les réunions nombreuses, et enfin pour que les mœurs y soient à l'abri de toute alarme sous les yeux d'une active surveillance.

J'affecte à chacune des cours, dans le plan que je propose, quatre ou six loges accolées l'une à l'autre sur une seule fosse. Je placerais aux deux extrémités de ce bâtiment une petite loge destinée à des ouvriers cordonniers ou tailleurs, qui pourraient jeter un coup-d'œil sur l'intérieur des loges, à travers des carreaux de vitres convenablement disposés; mais il faut, pour la salubrité de ces surveillans et de toute la maison, suivre l'ingénieux procédé de M. d'*Arcet* dans la construction des latrines inodores. Il consiste à adapter à la fosse un tuyau d'évent qui s'éleverait au-dessus des murs du jeu de balle (*voyez* le Plan général); l'air de ce tuyau doit toujours être raréfié par la chaleur pour y faire un appel facile et constant. On obtiendrait cet effet en y introduisant, l'hiver, le tuyau de poële des loges des surveillans, et, pendant l'été, en y alumant une ou deux lampes.

Les loges doivent être complètement séparées par des cloisons en plâtre, montant depuis le sol jusqu'à la charpente, de manière à ne permettre aucune communication. Les portes doivent être munies constamment de toute la ferrure nécessaire à leur clôture ; elles doivent être coupées à un demi-pied au-dessus du sol, pour permettre à l'air extérieur de les ventiler. Dans quelques colléges, on a pris la précaution assez sage de couper également les portes en haut, afin que du dehors on pût voir la tête de l'élève.

Le sol des loges doit être en dalles, avec une légère inclinaison de dehors en dedans pour l'écoulement des eaux de lavage et des urines. Un siége avec une ouverture ronde doit toujours être préféré à ces ouvertures larges en maçonnerie, véritables cloaques où l'on entretient une malpropreté repoussante. Les enfans montent dessus, et s'exposent à des dangers très-graves qu'on ne peut ni prévoir ni prévenir s'ils sont frappés d'un étourdissement ou d'une syncope, qui causeront une chute rendue plus ou moins périlleuse par le dégagement abondant des émanations asphyxiantes. Quelques siéges doivent être disposés avec les mêmes précautions aux différens étages pour le service des dortoirs. On doit laisser aussi dans les corridors, ou dans des cabinets de dégagement de chaque dortoir, quelques siéges portatifs pour le service des enfans qui seraient fortement indisposés pendant la nuit, et qui ne pourraient pas sans danger s'éloigner trop de leurs lits pour satisfaire leurs besoins.

CHAPITRE XII.

Aperçu des maladies qui prédominent dans les colléges.

Je ne puis présenter, dans ce dernier chapitre, qu'un aperçu des maladies qui prédominent dans les colléges, mon but n'étant pas de faire un traité de pathologie, et me réservant, dans des travaux ultérieurs, de m'en occuper plus spécialement en traitant de l'hygiène appliquée à la thérapeutique.

Les maladies qui affectent le plus ordinairement les enfans au collége dépendent souvent, à leur arrivée, du chagrin qu'ils éprouvent d'avoir quitté le toit paternel et tous ses charmes. Quelques-uns venus de pays lointains, et sur-tout d'outre-mer, sont en proie à des regrets tellement amers, qu'il se déclare chez eux de véritables nostalgies. Ces pauvres enfans sont tristes, abattus ; les jeux n'ont aucun charme pour eux, ils perdent l'appétit, ils se désespèrent ; les suites les plus funestes peuvent avoir lieu. Qui rendra le calme à cet enfant ? Qui le guérira? à coup-sûr ce serait le retour aux champs qui le virent naître, ce serait la vue de ses parens, ce serait sa mère ; mais qui la lui rendra ? Peut-on toujours user du moyen employé avec succès dans l'armée pour guérir les nostalgiques d'un pensionnat?

Ils consistent à renvoyer le malade dans son pays et à le faire revenir deux ou trois fois de suite; ces voyages sont presque impossibles pour la plupart des malades, il faut donc trouver le moyen d'y suppléer. C'est alors que les chefs des maisons d'éducation doivent s'efforcer auprès de ces enfans de remplacer les parens qu'ils regrettent. Quels soins, quels égards, quelle tendresse, quelle condescendance, sans mollesse néanmoins, ne doivent-ils pas avoir pour eux ! S'il se trouve dans la maison des personnes de leur pays, ou qui le connaissent, on doit les mettre en rapport constant avec elles, et les entretenir de ce qu'ils regrettent. Pendant les premiers jours ; vouloir détourner brusquement la nature de ce qui l'affecte le plus vivement, c'est lui faire une violence qu'elle ne saurait supporter. Pour consoler, il faut savoir d'abord pleurer avec ceux qui pleurent. Ne peut-on pas permettre à cet enfant nostalgique de suivre encore pendant quelque temps les habitudes et les usages qu'il suivait dans sa terre natale, pourvu, bien entendu, qu'ils n'aient rien de préjudiciable à sa santé et à ses mœurs. Les jeux, les alimens, les costumes, le langage de son pays lui plairont toujours : toutes ces choses peuvent être mises en usage avec une sage mesure pour sa guérison. Insensiblement les travaux de l'esprit, le charme des récréations, les exercices du corps, et les liens d'amitié qu'il forme avec les camarades qu'il choisit, lui rendront le calme de l'âme et rétabliront l'équilibre. Le célèbre chirurgien *Percy* avait institué, avec succès, les exercices gymnastiques pour les sujets affectés de nostalgie dans les régimens ; on en retirerait dans les colléges les mêmes avantages en pareil cas. Les parens et les amis qui sont voisins doivent visiter ces malades souvent, et on doit leur faire entretenir une correspondance suivie avec leurs parens éloignés. Si la nostalgie ne cédait pas à ces moyens purement hygiéniques, il faudrait, je crois, sans balancer, faire le sacrifice de renvoyer le malade dans son pays, et le faire aller et revenir successivement, sans quoi on l'exposerait à des affections cérébrales ou hépatiques mortelles.

Au retour des vacances, on observe des enfans qui ont quelquefois tant de peine à se refaire à la vie du collége, et tant de regrets de leur intérieur de famille, qu'ils s'affectent et tombent malades. Quelques-uns peuvent, je le sais, s'abandonner par une petite ruse à une tristesse factice et faire les malades; mais un œil exercé ne s'y trompe pas. Dans ce dernier cas, il ne faut ni condescendance ni mollesse, elles seraient funestes; dans le premier, au contraire, on doit user avec une mesure graduée des moyens conseillés pour la nostalgie.

J'ai remarqué, dans l'exercice de mes fonctions, qu'il y avait, dans le courant de l'année, au collége, des époques plus propres les unes que les autres au développement de certaines maladies; ainsi, à l'époque de la rentrée, le chagrin d'avoir quitté la maison paternelle peut amener des affections cérébrales et hépatiques chez quelques enfans.

A l'époque des grandes sorties du premier de l'an et des jours gras, ce sont, au retour, des irritations gastriques et intestinales causées par des écarts de régime; c'est aux parens sages à surveiller leurs enfans sur ce point et à leur donner l'exemple de la tempérance.

Au retour du printemps, on voit régner les maladies cutanées et éruptives, telles que *la rougeole*, *la scarlatine*, *la fièvre miliaire*, *le pemphigus*, et quelquefois encore *la petite vérole*; ces maladies sont le plus ordinairement simples et bénignes dans leur marche; quelquefois elles se compliquent plus ou moins d'affections graves du corps ou de la gorge, des poumons et du canal intestinal. Je ne crains pas d'avancer au nom du bon sens que toujours ces complications sont rendues plus rares et moins graves par de bonnes précautions hygiéniques. Quand ces affections sont bénignes et marchent naturellement, le traitement doit être simple comme elle, et il est toujours suivi du succès.

Dans la saison des chaleurs, sur-tout lorsqu'elles sont excessives, on voit se déclarer des affections cérébrales qui deviennent plus ou moins graves, sur-tout lorsque les malades ont été mis imprudemment dans des conditions funestes ; mais c'est sur-tout à l'époque des concours pour les prix que ces affections deviennent plus fréquentes et plus funestes, sur-tout, comme je l'ai déjà dit, si on a le tort d'animer trop l'amour-propre des concurrens, et d'exciter leur ambition d'une manière démesurée et ridicule. Je ne nommerai pas ces chefs d'institution qui, spéculant sur les succès de leurs élèves au grand concours, leur font prendre, avant leur départ, des excitans en abondance, tel que du café, pour faciliter leur travail. Je sais qu'il est arrivé que non-seulement le but a été manqué par cette mauvaise manœuvre, mais encore qu'il en est résulté des suites très-graves. Lorsque arrive le moment de la distribution des prix, que je suis loin de blâmer, sur-tout dans l'intérieur du collége, où ils sont, depuis quelques années sur-tout, la récompense d'un travail soutenu, ne conviendrait-il pas de ralentir un peu les travaux des concurrens? ce n'est pas en les surchargeant qu'on les dispose mieux à la lutte : on les fatigue et on les met hors de combat presque avant qu'ils aient paru sur le terrain. Un régime mieux choisi, sans aucun abus d'excitans, quelques promenades, quelques heures de récréation, qui sont trop courtes dans beaucoup de colléges, les disposeraient beaucoup mieux au succès, et mettraient leur santé à l'abri de toute atteinte.

Le succès dans les travaux de l'intelligence est bien mieux préparé, et bien plus assuré par le délassement que l'esprit trouve dans les exercices variés du corps, que par une application trop forte et trop prolongée à l'étude. Pour me servir de l'ingénieux emblême de l'apologue, l'intelligence doit, comme l'arc, être détendue pour retrouver toute son énergie et toute sa vigueur au moment où elle en aura le plus besoin. En général, les récréations sont trop courtes dans beaucoup de colléges; j'invoque, à l'appui de cette réclamation, le témoignage respectable d'un ancien chef de colléges royaux, M. *Taillefer*, inspecteur de l'Académie de Paris, qui a publié en 1824 un ouvrage très-intéressant, et rempli de conseils très-sages sur les améliorations à introduire dans l'instruction publique. (*Voyez* le chapitre XI et les suivans de cet ouvrage.) Cette brièveté des récréations nuit singulièrement à la santé de plusieurs enfans, et par-là au succès de leurs études. Si l'on veut que l'esprit fasse des progrès dans la science, il faut que le corps soit sain et dispos. Pour terminer cette digression, je dirai d'abord avec *Montaigne* : « Ce n'est pas une *âme*, » ce n'est pas un *corps* qu'on dresse; c'est un » *homme*, il n'en faut pas faire à deux fois. »

J'emprunterai ensuite à un maître en éducation, à *Fleury*, le passage qui suit : « Est-» ce que les enfans n'ont que de l'esprit et » point de corps ? Est-ce que le latin ou la » philosophie du collége leur sont plus né-» cessaires que la santé ? Avouons la vérité : » c'est que l'on n'y fait point de réflexion; on » croit que la santé vient toute seule, que » l'on en aura toujours assez, et que l'impor-

» tant est de gagner beaucoup d'argent et de » parvenir à de belles charges, comme si l'on » pouvait jouir de ces biens et de ces hon» neurs sans se bien porter. » (*Du Choix et de la méthode des Études*, pag. 163, édition de 1784.)

Je reviens à mon sujet spécial des maladies qui affligent les écoliers. Je ne dois pas omettre de parler d'une maladie qui est le triste apanage d'un grand nombre d'entre eux, ce sont *les engelures*.

Beaucoup d'enfans sont prédisposés, par leur organisation primitive, à cette affection de la peau, qui se présente à-la-fois sous l'aspect de l'érysipèle et du phlegmon. Chez plusieurs elle est héréditaire. On la rencontre sur-tout chez les enfans d'une constitution molle et lymphatique. J'ai eu l'occasion d'observer que chez quelques-uns elle était dépurative et préservatrice d'affections plus graves. Dans ce cas, elle doit rentrer dans le cadre des maladies dont il est dangereux de chercher la suppression sans aucune circonspection. J'ai vu des enfans dont la poitrine et la tête étaient fréquemment menacées d'atteintes graves, qui disparaissaient comme par enchantement lorsque les engelures envahissaient les extrémités; et, dans ce cas, elles offrent, dans leur invasion, dans leur développement et dans leur marche, un caractère spécial qui porte l'empreinte des mouvemens critiques, et que des yeux exercés ne doivent pas méconnaître. J'ai vu un enfant affecté d'une surdité presque complète, et de céphalalgies très-violentes, qui disparurent à l'instant lorsque les engelures se furent emparées à-la-fois de ses deux mains et d'un de ses pieds avec une singulière violence. Elles ne tardèrent pas à s'ulcérer : je ne cherchai à les guérir qu'après avoir fait appliquer un exutoire au bras ; je le fis entretenir quelque temps encore après leur guérison : la surdité et les céphalalgies disparurent.

La meilleure précaution hygiénique contre les engelures serait sans contredit l'endurcissement au froid ; mais un grand nombre d'enfans sont bien loin de le savoir supporter lorsqu'ils arrivent au collége.

1°. Il est important qu'ils ne conservent jamais de chaussures humides, et que leurs pieds soient toujours bien secs.

2°. Si l'on veut endurcir les mains au froid, il faut éviter avec soin les gants fourrés : les meilleurs sont, je pense, ceux de *filoselle*. Il est bon de recourir aux lotions fréquentes avec de l'eau-de-vie ou la décoction de tan ; mais il faut sur-tout habituer les enfans à se laver en tout temps les mains dans l'eau froide, et à ne point s'approcher trop promptement du feu, sur-tout lorsqu'ils ont ce qu'on appelle vulgairement l'*onglée*.

On ne parviendra jamais plus sûrement à prévenir les engelures, qu'en évitant toute transition soudaine du froid à l'action de la chaleur, particulièrement celle du feu ou du poële ; il vaut mieux exciter le ton des parties par un exercice soutenu et par des frictions faites avec de l'eau froide ou avec la neige. Lorsque les engelures commencent à paraître, l'application de l'*acétate de plomb liquide pur*, ou *extrait de saturne*, est un excellent remède. Lorsqu'elles sont ulcérées, le traitement doit varier suivant les indications que les hommes de l'art doivent apprécier et suivre.

J'ai dit que je reviendrais sur l'usage des moyens artificiels conseillés pour réprimer les funestes habitudes qui détruisent le tempérament des enfans. Quand un élève est adonné à ces funestes habitudes, il ne peut pas rester au collége : il faut le rendre à ses parens. Je crois que l'emploi des *ceintures* plus ou moins ingénieuses ne peut être applicable que dans l'éducation privée, sous les yeux d'une personne qui se dévoue exclusivement aux soins du malade ; on ne saurait y recourir dans un collége : leur application pourrait exciter la curiosité ou les railleries des condisciples d'une manière dangereuse ; et d'ailleurs, dans l'éducation privée comme dans l'éducation publique, cette application ne se fait pas sans inconvénient, comme l'a fait judicieusement remarquer le docteur *Friedlander*, dans son Traité de l'Éducation Physique de l'homme : souvent elle attire le sang et la chaleur vers des organes dont il est important de le détourner. Les meilleurs préservatifs, en pareil cas, seront puisés dans une éducation religieuse et morale bien entendue, et dans les exercices corporels empruntés à une gymnastique régulière ou aux différens jeux. Il faut que l'imagination, *cette folle de la maison*, comme l'appelle *Montaigne*, soit vaincue par la fatigue du corps. Je le répète en terminant, c'est en coordonnant avec art les moyens moraux, intellectuels et physiques, qu'on atteindra le grand but de l'éducation, qui est de donner à l'âme toute la perfection dont elle est susceptible, et au corps toute la vigueur dont il doit jouir.

FIN.

IMPRIMERIE DE GUEFFIER, RUE GUÉNÉGAUD, N°. 31.

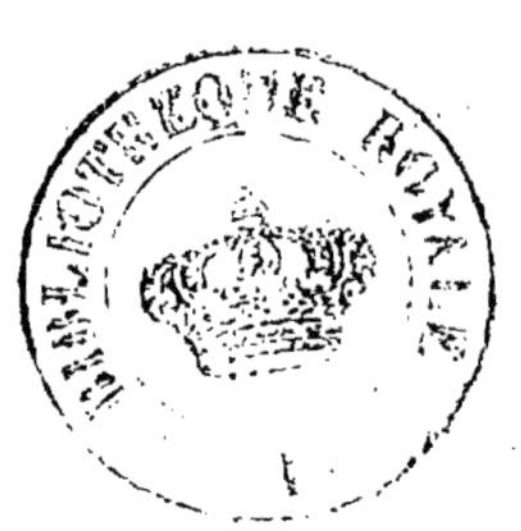

PLAN D'UN COLLÈGE,

de 3 à 400 élèves avec ses dépendances sur un terrein de 40 à 50 arpts

X

V V

S R Q T U

P P P

M L L M L M

H F C

N N N N

I I

K K K

E C D

B

B B

A

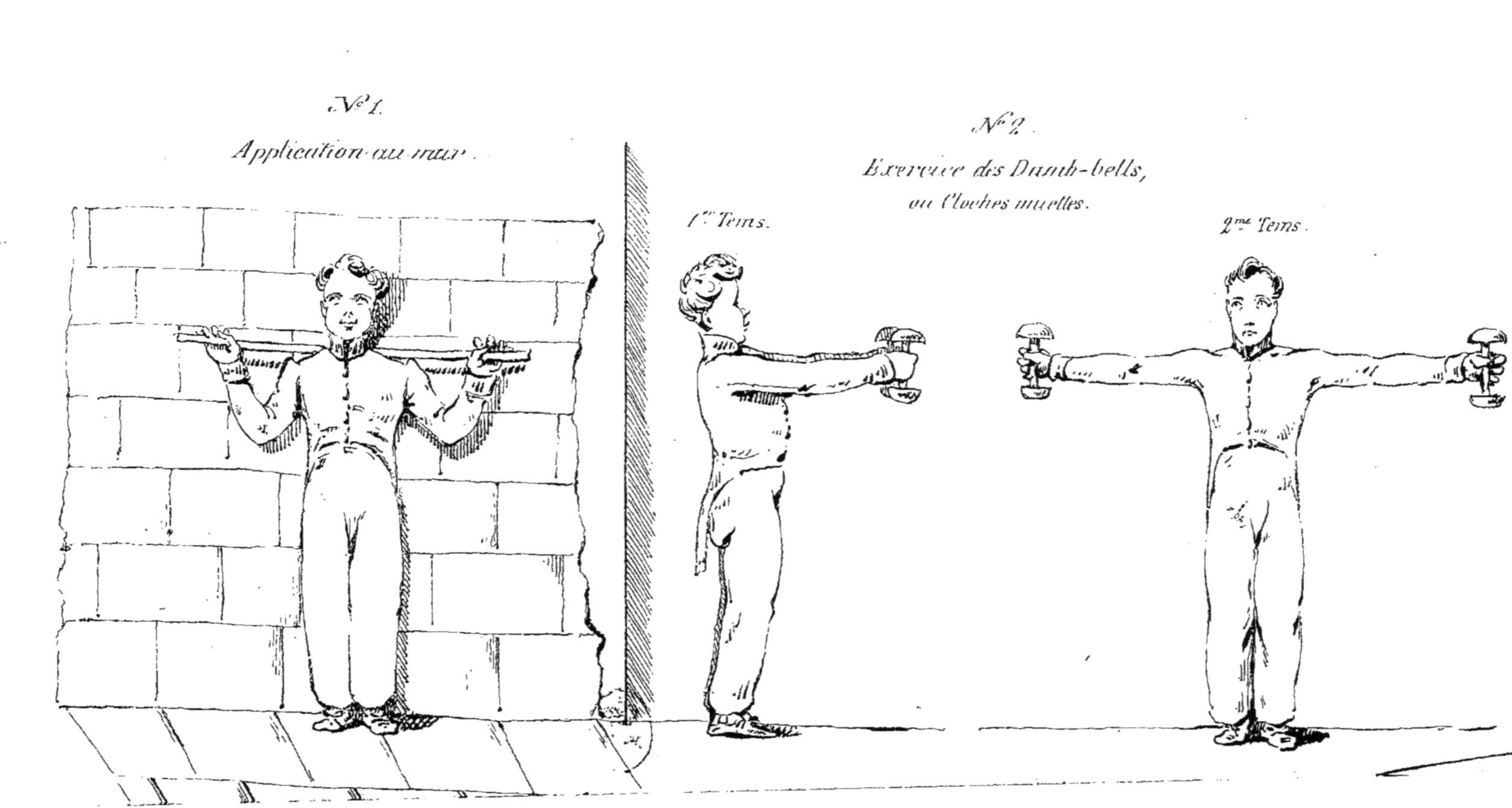
N° 1.
Application au mur.
N° 2.
Exercice des Dumb-bells,
ou Cloches muettes.
1.er Tems.
2.me Tems.

www.ingramcontent.com/pod-product-compliance
Ingram Content Group UK Ltd.
Pitfield, Milton Keynes, MK11 3LW, UK
UKHW020553180726
13838UKWH00001B/221